医院图书信息大数据应用

兹艳青◎著

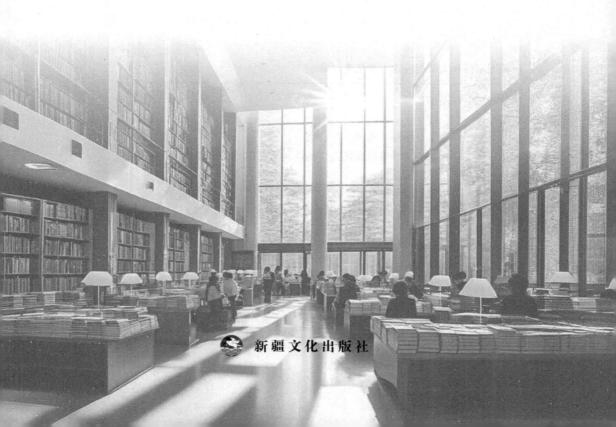

新疆文化出版社

图书在版编目（CIP）数据

医院图书信息大数据应用 / 兹艳青著. –– 乌鲁木齐：
新疆文化出版社, 2024.12. –– ISBN 978-7-5694-4475-9

Ⅰ. R197.3–289

中国国家版本馆 CIP 数据核字第 2024MJ6322 号

医院图书信息大数据应用　兹艳青◎著

责任编辑	张丽娟	
封面设计	党　红	
出　　版	新疆文化出版社有限责任公司	
地　　址	乌鲁木齐市沙依巴克区克拉玛依西街1100号（邮编：830091）	
发　　行	全国新华书店	
印　　刷	三河市燕春印务有限公司	
开　　本	787 mm×1 092 mm　1/16	
印　　张	11	
字　　数	162千字	
版　　次	2024年12月第1版	
印　　次	2025年1月第1次印刷	
书　　号	978-7-5694-4475-9	
定　　价	88.00元	

序　言

　　医院图书信息大数据应用是当今科技发展的重要领域之一，它将信息技术和医疗服务紧密结合，为医疗机构提供了更高效、精准的图书服务。随着医疗行业不断进步和人们对健康需求的增加，医院图书信息大数据的应用意义也日益凸显。本书旨在深入探讨医院图书信息大数据应用领域的理论与实践，帮助读者全面了解大数据在医院图书信息管理中的重要作用，并提供实用的指导和方法。通过本书的阅读，读者将能够掌握医院图书信息大数据应用的核心概念、技术方法和最佳实践，助力医院图书服务的提升和创新发展。

　　医院图书信息大数据应用是指将大数据技术应用于医院图书馆的信息管理和服务中，通过收集、存储和分析大量的图书馆相关数据，为医院提供更高效、更智能的图书服务。在医院图书信息大数据中，涵盖了图书馆藏书的分类、借阅记录、用户偏好等多种信息。这些数据量庞大、多样化，并且以实时性要求，是传统图书馆所无法胜任的。

　　医院图书信息大数据的特点主要体现在以下几个方面。首先，它具有海量性，医院图书馆每年都会增添大量新书，带来更多的数据需求。其次，它具有高维度性，涵盖了从书籍属性到用户行为的多个维度，可以进行全面而深入的分析。此外，医院图书信息大数据还具有实时性和动态性，因为医院图书馆的借还和检索等过程都是即时的，数据也要跟进更新。最后，医院图书信息大数据还具有价值潜力,通过对大数据的挖掘和分析,可以发现图书馆资源的利用率、用户需求等方面的优化空间。

医院图书信息大数据应用具有广阔的机遇和一系列的挑战。首先,大数据的应用可以提高医院图书服务的质量和效率。通过分析患者的阅读行为和阅读习惯,医院可以更好地了解患者对特定健康问题的关注点,为他们提供个性化的图书推荐和阅读指导。此外,医院还可以利用大数据技术实时追踪图书的借阅情况,及时补充和更新图书资源,以满足用户的需求。

然而,医院图书信息大数据应用也面临着一些挑战。首先是数据隐私保护问题。医院图书信息涉及患者的个人健康信息,对患者隐私的保护至关重要。在应用大数据技术的过程中,需要确保严格的数据安全措施和隐私保护政策,同时合法、合规地处理患者的个人信息。其次,技术需求也是一个挑战。大数据的应用需要强大的计算和存储能力,以及专业的数据分析人才。医院需要投入大量资源来建设和管理大数据平台,同时培养专业人才,以确保数据的可靠性和准确性。

面对这些机遇与挑战,本书旨在探讨医院图书信息大数据应用的方法和实践经验,帮助读者深入了解大数据技术在医院图书服务中的作用和意义。通过本书的学习,读者将能够更好地把握医院图书信息大数据应用的机遇,同时克服挑战,实现更高效、更贴近用户需求的医院图书服务。

本书旨在探讨医院图书信息大数据应用的重要性和价值,并为读者提供详细的指导和实用的方法。通过深入研究医院图书信息大数据的概念、特点以及应用机遇与挑战,读者可以全面了解大数据在医院图书管理中的作用和可能带来的变革。

在本书的各个章节中,我们将从不同角度探讨医院图书信息大数据的应用。首先,我们将介绍医院图书信息大数据的概念和范围,帮助读者建立起对这一领域的基本认识。接着,我们将重点分析医院图书信息大数据的特点和优势,揭示其在提高医院图书服务质量、促进读者效益等方面的潜力。同时,我们也将用一章的篇幅来讨论医院图书信息大数据应用所面临的机遇与挑战,以便读者在实际操作中能够有所依据和避免潜在的问题。

目　录

第一章

大数据技术与医院图书信息融合发展的背景与意义

一、大数据技术概念与发展背景

2021 年 3 月，中国信息通信研究院发布了《数字时代治理现代化研究报告（2021 年）》。该报告指出，充分运用现代信息技术手段可以提升数字治理能力，这不仅是国家治理体系和治理能力现代化的重要内容，也是推进国家治理现代化的关键驱动力。现阶段，中国的移动云计算技术、移动物联网以及移动智能互联网等新兴信息技术不断取得进步和快速发展，数据以前所未有的速度持续增长。许多媒体称 2013 年为"大数据元年"，就像自然资源一样，大数据已经成为一种具有战略性的经济资源，并且逐渐变得更加重要。如何有效地综合利用这些资源正在逐渐成为不同行业、教育部门乃至世界各国各级政府专家学者共同研究的热点课题。医院专用图书馆、医学院校专用图书馆以及高校生物医学信息技术科研单位专用图书馆都具有独特的地理特点和技术优势，它们拥有大量完全结构化和非数字学术文献、书目目录资料、数字视频、图谱、标准等专业性强的资源，同时还拥有各类读者借阅资料、公众借阅情况信息、网页浏览结果记录、检索结果历史、查询结果资料、实验结果记录、实测结果资料等完全结构化和非完全结构化的数据。因此，医学学科图书馆面临着一个重要的技术挑战，即如何顺应当前大数据发展时代的潮流趋势，努力寻找隐藏在这些真实数据背后的真实世界，并将其转化为医学学科图书馆的整体运营和售后服务管理方式。这无疑是一个亟待解决的技术难题。

云计算技术就是基于大数据的网络平台和支撑。云计算技术在数据的存储、管理和分析等各个环节都有着独到的优势,有了云计算技术的支持才能够合理发挥对大数据的综合利用。云计算已经解决了目前医院在大数据的存储以及信息处理中可能会遇到的最大困难,为其发展提供了一个基础的架构平台。医院将大数据以分布式信息处理等多种方式广泛地应用在这个平台上。云计算的一个主要侧重点是计算能力,大数据的一个主要侧重点是计算的对象。二者既相辅互补,传统的结构化数据库技术对于处理结构化的数据具有很大的优势。而大数据这种非结构化的数据给我国传统的关系型数据库带来了巨大的冲击,并由此导致产生了一些非必要采用结构化关系模型的数据库,统一命名为NoSQL(非关系型数据库)。非关系型数据库没有准确的定义,但普遍认为非关系型数据库具有模式自由、支持简单备份、复杂的应用程序接口、支持分布一致性的特性以及支持海量数据等功能。

习近平总书记强调:分析我国大数据发展取得的成绩和存在的问题,推动实施国家大数据战略,加快完善数字基础设施,推进数据资源整合和开放共享,保障数据安全,加快建设数字中国,更好服务我国经济社会发展和人民生活改善。积极响应国家政策,应对大数据时代给医学图书馆带来的挑战。在大数据时代,医学图书馆不仅需要通过结构化的数据准确了解当前可以为用户提供哪些服务,还需要充分运用大量非结构化、半结构化的数据挖掘图书馆与用户之间的服务联系,以发现正在出现的场景并分析预测未来可能发生的情况。这样做能够更好地应对医学图书馆面临的未知市场危机和挑战,并搜索寻找一种更好的服务和营销模型。

(一)大数据的基本概念

关于对数据界限进行定义,目前还没有任何权威的版本。为了方便起见,此处我们采用了一个简单的操作性定义:数据是一种信息系统,可以自动地从网络中获取并存储在一起。换句话说,它指的是能够以数字形式表达的信息或事实。直观而言,表达特定客观事实的数值往往是最容易被当代人们识别和辨认的(因为那个数就是"数")。但实际上,人类使用的语言、文字、图形、音像和视频记录,以及人体感官所感知到的任何东西,只要它们都能够随时记录和保存下来,并且能够被查询,就都可以被视为数据。

不过,大数据已经不仅仅是所有数据中最简单、最容易被现代人们广泛应用来进行信息处理的一种。许多与这些大数据密切关联的技术概念,比如下面的大数据处理的可视化和数据分析技术,最初还是基于这些大数据进行信息处理的。传统意义上的"数据"这个词语,其主要含义指的也许就是今天的"大数据"的"小数据",即统计数值的数据。这些数值属性信息资料被用来表示或描述特定客观实体事件的数值属性。

"大数据"这个名词所指的,具体来说就是一个数据模型中的体量特别大、类别特殊的数据集。它不仅可以替代传统医院数据库管理工具,还能够集中捕捉、管理或事后处置其中的数据内容和其他数据模型。此外,这些数据处理器运行速度快,在处理巨大数据量的应用条件下,能够实时有效地处理这些数据。最后,一个重要的技术特点是其指代的数据具有高度的信息真实性。随着现代人们对医院社交互动网络、大数据、医院信息内容、交易与服务应用社交网络和大数据等各种新信息技术和医院信息数据资源的关注不断增加,传统社交网络对数据信息资源的安全限制被彻底打破。因此,医院越来越需要有效的网络资讯以及信息保护力,以确保数据的真实性和安全性。

(二)大数据技术特征

传统的非结构化类型数据库信息管理软件系统的主要特点是完全面向对非结构化对象大数据的采集、存储和分析处理。然而,实际上,在现实虚拟世界中,非结构化类型的大数据仍具有各种不同的数据格式和信息表达方式。根据统计,在整个现实世界中,超过80%的非结构化大数据通过文本和媒体等方式传播,被人们认为仅仅是非结构化重要数据的一部分。与此同时,大数据也具备许多与现代计算机科学技术相关的特点。因此,我们希望可以从多个不同的角度对这些大数据应用进行分析和定量计算。

1.速度快

大数据的基本特征之一是速度快。通过[使用]分析算法对海量商业数据进行各种逻辑形式的处理,其分析速度极快,其中1秒的时间间隔成为了一个基本定律。这样的速度使得我们能够迅速地从不同类型的海量数据中分析并获得具有高度和价值的数据。与我们目前传统的商业数据挖掘和分析技术相比,大数据的分析速度存在许多根本上的不同之处。大数据的发展之所以如此迅速,主要原因是信息传输通过各种移动端和互联网技术实现。在我们当前的生活中,互联网已经成为年轻人离不开的一部分。每天,每个人都在不断地向移动互联网上传输海量信息。然而,这些历史数据文件也需要及时清除或者处理。考虑到这一情况,大数据对信息处理速度的实时控制通常具有严格的技术限制。大数据系统中的服务器资源被广泛地直接应用于实时数据处理和海量数据收集的过程中。因此,许多数据平台都要求用户能够快速进行实时数据分析。数据持续地自动变化和产生,它无时无刻无处不在。对于数据的发布速度来说,谁发布的数据更快,谁就拥有更大的数据优势。

2.数据量大

大数据的基本特征之一是海量的数据规模。从Mp3的时代开始,一个小小的MB(兆字节)级别的Mp3就已经基本能够满足许多中国青年人的日常生活和使用需求。然而随着时间的不断流逝,数据存储单元的容量从当年已经过去的一个GB(吉字节)增长到现在的TB(太字节),甚至现在的PB(拍字节)、EB(艾字节)级别。只有达到PB级别以上的医院数据分析系统体量,我们才普遍称之为医院大数据。需要注意的是,1PB应该等于1024TB,1TB的测量值应该等于1024GB,所以1PB的测量值应该等于1024*1024GB的数据量。随着移动互联网和信息处理技术的高速发展,数据量已经开始呈爆发式的快速增长。例如社交媒体、移动应用互联网、各类数据智能化管理工具和服务器等,都已经成为大量用户数据的主要来源。以淘宝网为例,目前拥有将近4亿的注册用户,每天自动产生的商品交易日志数据约20TB。

鉴于数据规模的迅速增长,我们迫切需要一种非常智能化的分析算法、强大的海量数据处理分析平台以及全面化的海量数据处理分析技术,以帮助进行数据统计、分析、预测和实时处理这样庞大的海量数据。

3. 类型多

如果只有单一的一个用户群体提交的数据,那么这些没有用户的提交数据就已经完全失去了存在价值。举例来说,如果只有单一的一个用户群体提交了一些个人用户数据,或者只向一个用户群体提交了医院数据,这些没有用户的提交数据便无法被称为真正的"大数据"。广泛的超大数据技术资源决定了当前大数据技术类型和应用形式的丰富多样性。比如,在当前的年轻人和上网族的消费者中,年龄、学历、爱好、性格等主观心理和身体特征都各不相同,这就是促使我们行业内大数据及其发展速度多样化的一个原因。当然,如果我们能通过大数据拓展覆盖全国乃至整个社会,那么行业内大数据及其发展速度的多样性将会更加强烈。每个新的国家和地区,每一个新的发展时间段,都会不断涌现各种各样的产业统计数据以及行业发展速度的多样化情况。任何一种具体形式的推荐数据都必须是真实且具有影响力的。目前系统中已经应用最广泛的工具之一就是一些推荐管理系统,推荐系统的目的是通过对所有目标用户的推荐日志和相关数据资料进行系统综合整理分析,从而进一步引导和帮助推荐用户快速获得自己非常喜欢的事物和物品日志的分类数据主要指的是一些数据。结构的变化明显的电子日志,还有一些数据结构的变化不明显,例如一些图像、音频、视频等,这些日志数据之间的相互因果效应关系较弱,因此我们常常需要人工对它们数据进行分类标注[1]。

4. 价值高

这也可能正是当前"互联网+"时代大数据的一个重要核心技术性质。在增强现实虚拟世界所呈现出的大量数据中,有价值的信息资料所对应的数据比例非常小。相比于一些传统的小医院数据,大数据最重要的技术价值主要体现在我们可以直接从与行业数据息息相关的大数据中挖掘出具有参考价值的行业信息和技术数据,从而进行深度预测综合分析或者发现更多的新发展规律、新专业知识。如果我们拥有1PB以上的全国所有20～35岁以上青少年和家庭中最多年轻人的互联网上网兴趣和商业数据,那么它自然也就具备了一定的信息价值和商业性。通过分析这些数据,我们可以快速了解全国年轻人的上网兴趣爱好,从而指导他们上网产品的走向市场和发展战略方向。同样地，如果我们拥有了几百万疾病患者的临床数据，根据这些数字化的医疗信息数据进行科学分析，就能准确有效地预测罕见疾病的存在可能性，这被广泛认为对其具有巨大的研究价值。大数据技术应用领域非常广泛，包括现代农业、政府机构、金融、医疗等多个行业领域。通过大数据技术的应用，可以改善国家经济社会质量管理、提升医院生产经营效率，并促进重大科技成果的研究等多个发展目标。

虽然现在的分析大数据从它和其本质上来看也不过就是一种新型的分析数据，但却又仍然具有了一个全新的技术优势和主要特点。其中，主要优势包括各种数据格式信息的种类来源广泛，涵盖典型结构化格式数据、非典型结构化格式数据、Excel电子文件、图书库等多样化的数据信息格式。这种多样性使得大数据分析能够更全面地获取和掌握各种类型的信息，为决策者提供更广泛的视角和更准确的判断依据。此外，大数据的容量也是其主要优势之一。大数据级别的容量可以达到TB甚至PB的规模。相比之下，传统的数据分析往往只涉及GB级别的容量。巨大的数据容量意味着大数据能够收集和处理更多的信息，从而为决策者提供更全面、细致和精准的分析结果。另一个关键的优势是大数据格式的变化传递速度迅猛。随着科技的快速发展和网络的普及，数据的产生和传输速度越来越快。大数据可以快速获取、整理和分析这些数据，帮助企业和组织更好地把握市场变化、顾客需求以及行业趋势的变化。因此，大数据分析的结果能够更快速地反映出当前的状况和潜在的机会或挑战。

总的来说，分析大数据具有广泛的数据来源、复杂多样的数据格式、巨大的数据容量和迅猛的数据传递速度等主要特点和优势。这些特点使得大数据成为一个强大的工具，可以为企业和组织提供更全面、准确和及时的信息，以指导决策和增强竞争力。因此，充分利用大数据分析的技术优势，将有助于提升企业的竞争力和市场地位。

针对大数据主要的4个特征我们需要考虑以下问题：

数据资料信息来源广，该如何正确进行数据采集和分析汇总？相应地它也出现了SQOOP（是一个开源工具，用于在Apache Hadoo和关系型数据库之间进行数据传输)、CAMEL(是一个开源的集成框架,用于快速和简单地编写企业集成模式)、DATAX(是开源的数据同步工具,用于高效地实现数据的抽取、转换和加载)等常用工具。

　　数据采集完成后,我们应该如何存储这些数据呢? 这时,分布式数据存储系统便应运而生。由于数据增长速度惊人,因此一个高效且可扩展的数据存储解决方案变得至关重要。

　　在进行数据存储之后,该如何通过运算迅速地将其转化为一致的形态,应该怎样才能快速地将其转化为自己真正想要的结果? 为解决这一问题,人们开发了基于分布式运算框架的 MapReduce(是一种编程模型和框架,用于处理大规模数据集的分布式并行计算)。然而,在编写 MapReduce 的过程中,由于 java 源代码的数据量非常大,实际应用中出现了 Hive(是一个数据仓库工具,允许用户使用类似于传统关系型数据库的查询方式来分析和处理大规模数据)、Pig(是另一个数据处理平台,采用一种称为 Pig Latin 的脚本语言,该语言更加灵活)等将SQL(是一种用于管理关系型数据库的编程语言。它是一种标准化的查询语言,用于在数据库中执行各种操作,例如查询、插入、更新和删除数据)直接转化为map reduce 的解析引擎。一般的处理文字数据时通常一批一批地快速进行文字处理,但由于数据延迟幅度过大,每次只输入一条文字数据并直接计算得到结果变得十分困难。因此,像 JStorm(是一个分布式实时计算框架,用于高吞吐量和低延迟的数据处理。它是基于 Storm 项目进行的优化和改进。)这样的低速和时间拖延性的高速流式化文字数据处理计算系统框架在国际上逐渐出现。

　　而后来的 Lambda(应对大规模、实时的数据处理需求)、kappa(简化实时数据处理架构)等架构的成功问世,又为其发展提供了一种更加适合于通用业务和网络数据处理的新型通用网络架构。为了大大提高工作效率,并加快搬运速度,出现了一些简单的辅助手段,它们是用户进行定时任务调度的重要管理工具。还有一个图形化的任务执行和管理系统,可以查看任务的结果。Scala 语言是一种编写 Spark 程序的最优化语言,当然我们也可以直接选择使用 Python(计算机编程语言)。在编写一些脚本时,我们会使用 Python 语言,同时可能会用到一些其他工具例。这种方法通过对电脑屏幕上的大量数据文件进行实时预处理,加快数据运算执行速度。

以上大致就把我们在医院大数据的技术生态中使用和遇到的各种技术工具,以及所有需要我们解决的技术问题都详细列举了一遍。这样我们就能明白这些工具出现的原因以及它们是为了解决什么样的问题而存在。在我们进行深入研究和不断学习时,就能更有目标地投入其中。

(三)大数据发展趋势

机器深度学习、博弈论等等都会在大数据分析中发挥更广泛的研究作用。个体性的分析必然使社会兴盛。越来越多的跨国医院将向中国消费者提供一种完全可以被广泛分析的数据模型,让他们能够掌握自己的消费行为和了解个体日常生活。医院将通过平台制定更明确的用户个人隐私权益保护相关政策,给予中国消费者更多对于分享网站内容的隐私监督和行为控制的权利。特定的社群消费者可能会积极地寻求管理与他人共享的一些东西。各个不同行业的大数据分析也将为其带来较广泛的商业应用。移动化数据分析的工作复杂性显著大幅上升。移动消费驱动数据分析将彻底改变广大移动消费者的传统购买行为信息,并带来新的消费行为习惯。竞争对手的专业技术团队和平台不仅要充分利用这些具有杠杆性的功能,而且必须超越 Hadoop(爱普)的技术性能限制。因此,所有新的大数据分析平台都将准备迎接一个更广范围的技术创新。

抽象而言,各种类型的虚拟大数据存储技术的主流是分布式数据存储+并行计算。它们主要分别表现在作为各类大型分布式文件系统和其自身共同构造的并行操作模式运算系统框架。所有的应用软件程序都被软件设计和开发部署应用到了许多并且彼此之间相互没有关联且几乎可以同时进行一个统一数据管理的基于物理或者说是基于虚拟化数据运算的软件节点之上,形成了一个软件集群。所以我们不妨简单说,云计算是发展互联网和大数据的基础。

下面介绍几种当前比较流行的大数据技术:

1. Hadoop(爱普):爱普无疑是当前最知名的大数据技术了。2003年至2004年期间,谷歌在中国和美国出版了一篇关于三个新兴技术的研究论文。这几个具有技术性的论文后来已经成为后来中国研究者在云计算、大数据等新兴技术领域的研究重点。当时，一位因为该山寨公司濒临破产而被迫赋闲在家的美国程序员，基于前两篇论文提出了一个相对简化的基于山寨版本的GFS和HDFS（新兴技术），以及基于这些技术的MapReduce微型计算框架。这也许就是最初基于爱普的山寨版本。后来，这个程序员被雅虎公司聘请，得以继续依靠雅虎的技术资源来改进爱普，并将所有的贡献成果提交给了一个名为Apache的开源社区。

简单地描述一下Hadoop（爱普）的基本工作原理：通过对每个新的数据节点都进行一次分布式综合存储，运算好的程序被自动地分发和派出并送到各个新的数据存储节点中。首先对其进行综合运算（Map），再将每一个数据节点的所有综合运算程序的结果进行了分类和整理，之后将其合并后再次归一（Reduce），生成最终的操作结果。相对于动辄几个TB等级的移动量数据，计算整个过程一般都用的是在一个KB~MB的移动数据测量级，这样的大型移动数据计算非常少，因此它的系统设计就已经节约了很多从业人所可能需要的大量网络数据带宽和计算时间，并且如何才能让它在运算的整个过程当中能够充分地实现数据并行。在其诞生的近十年里，Hadoop凭借其简单、易用、高效、免费以及丰富的社区支持等特征成为众多医疗机构在云计算和大数据实施方面的首选。

2. Storm（风暴）：Hadoop（爱普）虽然好，但也必然有其"死穴"。其一：它的主要符号运算处理方式也就是函数采用符号批处理，那么对于很多同时具有良好实时支撑性需求的软件业务，也就是说没什么办法做到能够同时做到良好的业务支撑。因此，推特公司推出了他们自己的基于数据流的快速数据分析运算处理框架——Storm（风暴）。不同于爱普一次性简单快速地处理所有的海量数据并且可以快速得出一个统一分析结果的数据作业，Storm（风暴）对所有来自数据源的所有数据流量和信息，同时进行了一次持续不断的数据处理，随时随地可以快速得出持续更新和不断增量的数据结果。

3. Spark（计算引擎）：爱普的另一个重要和致命的弱点是：其中的所有中间结果都被认为是由硬盘来进行存储，传输的消耗量巨大，这就造成了它很难适应多次迭代运算。而大多数机器学习算法,正恰是因为它们需要大批的迭代才能进行运算。2010年开始,UC Berkeley Amp Lab(美国伯克利AMP实验室,全称为算法、机器和人群实验室)就已经开始着手设计和研发一种基于分布式运算中间处理流程完整的数据库内存和数据库的一个存储模型——Spark的应用框架。通过在计算过程中替换和迭代,Spark大大地提高和改善了效率。因此,它也成为了爱普的一个有力竞争对手。

4. No SQL数据库(非关系型数据库)

No SQL(非关系型数据库)的类型数据库通常一般可以认为是用来泛指那些所谓的非关系形态的数据库,不过一般也被广泛用来用于描述和区别指称通常基于建立在一个类型分布式的文件系统(特别来说是HDFS)之上,基于key-value(以键值对存储数据的数据库)对的类型数据库来管理文件系统。

相对于目前传统的关系式数据库,No SQL数据库中所有存储的大部分数据都是无须使用主键和严密定义的schema。于是,大量的半结构化、非结构式的数据都可以在未经过净化或者更新的情况下直接被用来进行数据的存储。此就满足了我们处理海量、快捷、多元化的大数据时代的要求。当前比较普遍流行的No SQL数据库类型主要有MongoDB(是一个基于分布式文件存储的数据库。由C++语言编写。旨在为网络应用提供可扩展的高性能数据存储解决方案)、Redis(远程字典服务)、HBase(是一个分布式的、面向列的开源数据库)等。

二、医院图书馆的大数据概念

所谓大数据的"数据",不仅指数据的存储,而且指对数据的获取和数据综合利用[5]。医学图书馆既需要包含普通医疗图书馆的主要共性,如文件和纸本的流通以及数字化流通,还需要具备其自己专业化较高的特征,医疗图书馆的大数据主要包括以下几个方面。

(一)传统的馆藏信息资源

经过多年的馆藏建设,医学图书馆目前已经拥有了大量的医学类数字化图书、各种类型的期刊文献、各类电子图书及其数据库、以及本校自建的特色信息资源数据库。这些信息资源大都是结构化的数据,总量巨大且递变速度迅猛,是医疗图书馆整合大数据的主要组成部分。

（二）半结构化、非结构性的数据

由医院图书馆使用的员工信息、借阅笔录、浏览历史、查看历史、检索过程而产生的半结构化、非结构性的数据，是医院图书馆提供大数据系统所必需的组成部分。随着新一轮移动互联网时代的进入和到来，我们已经能够通过智能手机、平板电脑等众多设备中实时采集得到读者的个人信息、地址、身份号码、网络浏览、博客、微博等各种不同形式的数据。2003 年以来，随着移动图书馆的普及，移动读书、移动搜索等服务的范围也在不断扩展，移动设备所产生的网络数据量逐渐增长，并且对建立健全的医学图书馆核心竞争能力至关重要。因此，收集和整理这些资源以供我们利用成为一条重要的发展路径。

（三）基于组织或者专门领域的科学资料

主要内容包括广泛的科研活动，涵盖实验、观察、探索、调查等，在各种情况下进行。这些活动通过直接收集或其他方式获取了与客观事物的本质、特点和变化规律等有关的最初基本资料。根据不同的科技活动需求，对这些资料进行了系统加工和整理，形成了各种数据集。医学图书馆的巨大优势在于展示了这些资料数据。当前的大数据时代，致力于建立一个新型的数字化医疗图书馆，将数据和医疗相关文献作为核心，以实现数据与信息的相互融合。打算构建一个交换运算架构和网络体系，使医疗科学研究的全过程能够在这个电子环境中顺利进行，并对所有读者公开。这样做可以广泛传播和分析医疗科学研究的全部素材、过程和结果，并共享大数据带来的更多机遇。

三、研究医院图书信息大数据应用的现实意义

（一）图书馆逐渐发展成为一个科学数据的收集中心

海量数据的积累使得图书馆逐渐发展成为一个科学数据的收集中心，对于这些海量数据的管理和分析能力会直接影响到图书馆在未来几年内能够提供哪一个层次上的应用服务。科研本身也就是对各类数据信息进行科学发现、搜索、处理、分析和综合利用的整个科学过程。医学技术图书馆机构应该在当前面临进行海量大型医学信息技术的基础研究尤其指的是由于进行海量大型医学技术

实验而不断产生的大量医学数据(尤其指海量科研成果论文、专利、研究成果报告、海量医学技术实验临床观察等大数据和研究元数据等等)时,必须迅速地强化提升其有效的数据管理,全过程地有效保护医学数据资源不受恶意泄漏,提高医学数据的媒体曝光度、及时传递和传播出版研究成果,实现医学数据共享,节约医学科研活动费用、完成国家相关医学研究项目经费方案和要求等的医学技术数据服务管理能力。该项目中具有重要战略意义的公共信息技术基础设施建设扶持政策充分地强调了从公共信息领域中及时获取大量信息数据的积极重要性。

在对社会科学应用数据服务进行有效管理和利用管理数据服务的技术基础上,未来医学图书馆的发展趋势是通过加入数据分析以及与科学数据之间的相互关联,使得本馆用户可以更充分地利用和管理保护科学数据。这一发展方向不需要额外增加内容附加,而是依靠有效的数据服务管理来实现。

(二)大数据应用促使医院图书馆的服务升级

医学图书馆通过对汇总的读者所发布和产生的各类非结构化数据进行大数据分析,我们能够从一个宏观上判断得出当前生物医学具体科研领域的技术性和科学发展动向,为相关的科研人员、医师和其他相关单位的决策者提供服务,让他们能够更快地认识到最新的科研发展趋势,以及相关科学技术领域的其他科研人员所做的研究和发展。可以说是通过对大数据的综合分析,提升了我国现代医疗图书馆在我国生物医学技术和科研中的地位和作用,为科研工作者提供了许多更加有价值的资料。

当前有些图书馆为了在存放数据的同时也逐步地向读者提供类似的服务。比如:康奈尔大学图书馆近两年来正在深入地研究和应用数据检索和挖掘技术,构建出一套符合美国国家科学基金会要求的标准化数据管理和服务制度。其构筑和建立的实验型数据仓库,主要目的就是为了保存现有的农业和生态系统等各个学科的研究资料,促进研究资料及相关高质量的元数据发布和存档。哈佛大学"data verse网络"系列课程主要内容涵盖了高校科研机构数据的采集发布、共享、提取与处理信息采集分析等各个领域,为哈佛大学或其他高校相关科研机构人员提供了科研数据采集发布与共享出版的网络解决模式方案,数据的提取分析与采集处理信息服务体系。

2013年被我国明确称为"大数据元年",因为在这一年里"大数据"已经逐渐发展成为一个脍炙人口的新代名词,随着移动互联网+和高端移动信息科技产品等新兴行业的快速创新发展,大数据将有机会逐渐成为继移动云计算、物联网之后的移动信息科学和高新技术应用领域的另一场极具颠覆性的技术变革。大数据究竟到底有多"大"? 大数据就是泛指那些已经远远超出我们传统医院数据的分析标准和衡量尺度,一般化的技术与信息工具很难从其中得到获取、存储、管理和通过综合数据分析所能得到更为海量的大数据。这里,超出了传统的文字数据处理尺度可说就是"大",并不必再大到需要我们自己给出一个普遍合理的数据定义。因为随着电子科学信息技术的不断进步,这个领域大小的定义尺寸本身仍然可能会不断地变化增大,对于不同技术领域而言,"大"的定义界限及其定义实现方式也是不同的。由于它具有了大数据的"4V"四大基本特点:信息规模化(Volume)、多样性(Variety)、实时信息化(Velocity)、价值(Value),被业界认为称其是"未来的新石油"。通过对基于大数据的各种信息资源进行不断交换、整合、分析,新的行业知识、新发展规律将来也会被我们不断发现,新的技术含义、新的价值将来也会由此而不断产生。

(三)大数据发展已上升为国家战略

今天,对我们的信息技术和数据资源的综合研究开发和利用能力逐渐提高。这是因为我们面临着国际上激烈的竞争,并且提高了一个国家的综合数据整体能力,这是重要的一个方面。我们意识到,世界各地和全球范围内的大量数据已经成为一个国家的财产和创新前沿。要真正成为"数据时代的先驱者",我们更迫切地需要向他人借鉴、消化和探索。在政府和国家层面上,我们明确了加快建立"互联网+"大数据的发展战略,并加强了对互联网基础设施的支持和资金投入。我们推进了政府数据的公开,建立了数据信息交换和流通的平台,加强了法规和环境建设。通过深度推进和详细规划产业,我们引导和鼓励各个行业在"互联网+"大数据的相关技术研究和综合利用方面取得进展。同时,我们推动了各个行业和多个领域的大数据应用项目的建设和落地。这种创新发展思维在中国医院经营管理中培养了"互联网+"大数据时代的理念,实现了大数据治国。

2012年3月,美国白宫科技政策办公室正式发布《大数据研究和发展计划》,宣布将在美国海外投资2亿多美元,用以大力支持美国政府积极推进相关信息搜索、访问、组织和应用的研究及与大数据开发综合利用等密切相关的信息技术综合研究和应用的发展,进而帮助美国提升从海量复杂的大数据中通过分析挖掘获取相关信息并综合应用相关知识的处理能力和技术水平,此举再次标志着美国把推动大数据技术的提升纳入到一个符合国家发展战略的重点层面。这也是继1993年9月30日美国政府宣布开始正式启动"信息高速公路"建设规划后,美国国家政府层面在推动信息基础技术应用领域的再一次疯狂投资发力。美国政府作为推动世界全球经济发展大数据创新发展的重要发源地与发展创新的驱动者,美国在推动全球世界经济社会发展创新方面的开放决心与创新势头必然会加剧全球世界经济各国对于掌握全球世界经济发展大数据创新资源的过度抢占与战略争夺。

作为大数据的积极拥护者,英国于2013年1月宣布,将注资6亿英镑(约9.12亿美元)发展8类高新技术。其中,1.89亿英镑用来发展大数据技术。此外,英国政府在2013年8月发布的《英国农业技术战略》中指出,英国今后对农业技术的投资将集中在大数据上,目标是将英国的农业科技商业化。

2013年8月,澳大利亚政府信息管理办公室发布了公共服务大数据战略。该战略将以"数据属于国有资产,从设计着手保护隐私,数据完整性与程序透明度,技术、资源共享,与业界和学界合作,强化开放数据"等六条大数据原则为支撑,旨在推动公共行业利用大数据分析进行服务改革,制定更好的公共政策,保护公民隐私,使澳大利亚在该领域跻身全球领先水平。预计这六条原则将极大地提高生产力及创新收益,并协助政府解决各种难题。

日本政府也雄心壮志地想要着眼于发展大数据。2013年6月,日本正式宣布并发表了国家宣言书并正式公布了新时代IT产业和国家经济社会发展规划——"创建最尖端IT国家宣言","宣言"全面地明确阐述了2013—2020年期间以中国和日本加快推进经济社会化发展改革开放时代公共信息数据和移动互联网时代大数据应用等作为主要业务的亚洲地区的新一代亚洲日本信息IT技术产业的国家发展策略,提出了"要把中国和日本共同建设打造成一个完全能够同时拥有世界最高水平并且广泛应用于高信息技术产业和高新技术的两大综合性信息社会"。

在法国,2013年2月发布的《数字化路线图》列出了5项将会大力支持的战略性高新技术,其中一项就是大数据技术。同年4月,法国国家经济、财政和机械工业部正式向外宣布,将分别在法国投入1150万欧元的资金作为其专项资金,以便于支撑未来7个融资合作项目,旨在"通过研究发展一种创新性的产品和工业解决模式方案,并将其广泛运用到医院实践,来有效地推动整个法国在产品互联网和移动大数据与云技术等新兴领域的快速健康发展"。

除了目前美国、英国、法国、澳大利亚等新兴地区和发达国家已经正式建立了关于大数据的战略国家发展战略外,德国、俄罗斯、韩国等发达地区也都在大力发展一个大数据时代信息基础技术产业,主要内容包括规划创建一个IT信息技术研发中心、建设完善IT技术基础配套服务设施等等,此外,还将进一步通过对产业带宽的规范建设和管理制订关于产业数据保护的法律法案,从而为推动大数据的产业持续健康稳定发展奠定良好的产业先导技术条件。

目前我国高度重视完善国家大数据战略部署。习近平总书记强调:"分析我国大数据发展取得的成绩和存在的问题,推动实施国家大数据战略,加快完善数字基础设施,推进数据资源整合和开放共享,保障数据安全,加快建设数字中国,更好服务我国经济社会发展和人民生活改善。积极响应国家政策,应对大数据时代给医学图书馆带来的挑战"。近年来,我国越来越重视完善国家大数据战略部署,并积极推动研发机构和各行各业的医院密切关注,大力探索大数据技术及其应用。政府部门意识到大数据带来的生产效率提升和经济社会成本下滑等战略性契机,因此进行了深度研究。根据发展趋势,我国的大数据战略已被提升至国家战略,并在持续健康稳定发展中。这一举措将不仅推动我国大数据领域的发展,也将对整个经济社会产生积极影响。

(四)医院和政府共推大数据发展

大数据的发展除了需要地方政府在其他相关政策层面上的引导支持外,同时各个部门和医院也需要对科学技术进行研究、革新和创造,这是非常重要的。另外,互联网大数据的广泛运用很好地适合到各行各业之中,各国的政府、公司、机构也对此表现了巨大的兴趣与积极态度。

在美国,大数据的相关技术应用和产业发展一直保持在全球的前列。除了一些国家对该领域产品和产业政策进行了大力激励和扶持外,美国硅谷的创新精神和产品创新力量也与此密切相关。在这里,一大批技术水平领先的高新技术医院如谷歌、微软、EMC、SAP等,以及一些勇于创新的上市创业公司如Face-book(脸书)、Splunk(网络安全公司)、Teradata(天睿公司)等都在积极推动各行业大数据应用技术和解决模式方案的发展,并且取得了巨大的成就。

在法国,随着智慧家居城市基础设施技术水平的提升,大数据的普及和快速发展得到了进一步的推动。法国电信、施耐德集团和德国达索集团等众多国际法国著名电信企业在大力推动法国智慧家居城市的基础建设上已经先后投入了大量时间精力,纷纷在其集团旗下成功地设立了自己的专门用于负责法国智慧家居城市的基础设计与研究的子公司或研究实验室,而对于法国大数据核心技术的深入研究与综合利用则被广泛视为法国智慧家居城市基础建设的重要技术内容和组成部分,其中的基础配套硬件设施、所有者的研究基础理论均已得到了进一步完善。另外,法国重要的数据网络服务运营商在整个法国和其他发达国家都在这里经营自己的国家数据中心,而一些长期处于法国数据中心领域的大型医院均在整个法国本地开展业务,年平均营业额约达10亿欧元,极大地提高了整个法国在发展法国数据网络以及大数据技术开发服务领域的医院综合国际竞争能力。

在亚洲地区,日本的本田日立、松下、富士通、丰田等知名的高新技术和工业制造型大数据医院通过多年的行业经验研究积累和自身的技术优势,对于与工业互联网和制造型工业大数据的相关技术创新和应用进行研究,已经走在全球的行业前列。目前日本,大约六成以上的医院目前正在进一步地开始积极思考如何充分地使用更多的医院研发大数据,预计从2016年起,这个比例将进一步增长。韩国的医院分析显示,像首尔LGCNS这样的大型国际化知名医院在世界性云计算和数据中心开发建设应用领域都取得了突出的成绩,LGCNS(乐金系统集成有限公司)总共在首尔、釜山拥有4个不同类型的世界化云计算和数据中心,其中该医院正在仁川市新建的一个全球化首尔云计算数据中心建筑规模为3万多平方米,拥有7万2千多台网络服务器,规模庞大。据悉,韩国的专用动画数据中心不仅可以广泛地提供医院的资源,对于在亚洲各个地区以及相邻发达国家都同样具有很强的商业市场性和吸引力,例如韩本日立动画制作研究所已经在研究报告中首次明确提出将韩国LG集团的专用动画数据中心作为韩国的基础配套设施,为医院客户提供了专门的云计算服务。

在大数据时代的中国,高新技术产业巨头积极参与并大力投身于医院大数据领域,通过获取和分析整合中国更多的医院移动化终端产品用户群体行为分析数据,增强自身数据挖掘、分析和大数据的创新意识和应用能力,同时希望借助于医院大数据信息技术开发平台创造性地进行推广使用新型医院移动化终端相关产品和信息服务,以便于快速获取其他新型移动化终端产品用户群体黏度和更高的社会经济应用价值。在it168(盛拓优讯)联合微软等多家公司共同展开的一项旨在研究我国国际大数据的专项市场调查报告中已经明确指出,国内目前已经基本实施完成部署了国际大数据核心技术相关应用的国际医院所数量占市场比例最高已经达到21.89%,计划1年内基本实施完成部署的国际大数据服务医院最高占27.92%,计划2年内基本实施完成部署的国际大数据服务医院最高占14.34%。与此同时,IBM(国际商业机器公司)、甲骨文、微软等国际巨头也将目光聚焦在中国全球移动互联大数据服务市场上,并推出了许多具有针对性的产品和技术服务。

各类软件院对于国内大数据相关行业软件市场的激烈竞争,在极力地希望加剧其成本竞争之余,还有机会进一步积极推动国内国际关于大数据行业基础硬件设施和相关软件的产业革新与技术进步。

四、大数据在医院图书馆服务中的应用

(一)医院图书馆服务项目的优化

为进一步增加读者对于图书馆的关注和重视度,并吸引到更多读者前来参观和阅读。图书馆运用大数据技术可以灵活准确地捕捉到读者的各种运算操作行为和实际使用情况,自动地统计出了读者每次所要借阅的各种书籍信息资源和文献信息材料的类型,后台再对其内容进行了专业的学科分析,为读者提供更加智能化的推送,以满足读者对于阅览的需求和广泛读者对于阅览偏好的喜爱。通过大数据技术,我们能够自动分析出读者的最新阅读兴趣点,并生成读者兴趣变化曲线,科学真实地反映读者的浏览需求变化。图书馆的管理者可以以网络图表为主要参考,为后续的信息采集、资源更新和补充等工作做好准备。这样,图书馆就能够轻松实现高质量的网络阅读服务和有针对性的信息推送,快速满足读者的网络阅读需求,节省读者在搜索和查询过程中的时间。此外,图书馆还可以构建一个书目检索系统,读者只需输入所需查询的书名,即可准确定位到本网站上的图书,避免了盲目查询的麻烦。请仔细检查以上改动和原文是否通顺连贯,意义明确。

(二)智慧的图书馆与读者联系的网络平台

借助强大的数据分析技术,可以准确了解不同阅读者的阅读需求和图书馆自身的目标阅读要求。因此,在图书馆中可以充分利用多种网络平台进行有针对性的信息传递。这样的传递方式使得我们的读者能够在阅读之前做出正确的判断和决策,并及时回答他们存在的疑惑和问题。举个例子,一些图书馆通过创办微信公众号等形式,向读者提供可靠的信息资料和消费信息,并为他们进行一系列图书推荐。只要用户通过微信关注本地区图书馆的官方公众号,并将其转发至好友圈,就能成功获得免费向他人借阅本地区图书的机会。同时,读者也可以通过"超额"方式获得个性化图书推荐、经典图书搜集、逾期提示等服务。借助互联网宣传方式,该图书馆仅半年内就吸引了超过19000名读者,这样的宣传力度和社会影响力度都令许多人羡慕,更加值得我们学习。如今,电子网络和信息技术已经为广大读者营造了一个更好的阅读交流平台,为了进一步增强和提高

广大读者的阅读兴趣,图书馆应根据广大读者的需求,研究和开发与其相关的阅读交流软件,并充分利用图书馆现有的数据。通过对广大读者的阅读心态和习惯进行分析,为广大读者打造更好的阅读交流平台,并提供良好的阅读服务。图书馆应该将主要信息发布在网络平台上,以提升其信息资源和社会影响力。同时,应在小范围内积极推广和出版相关图书,并加大阅读人员对限量图书的收藏和采购工作力度。宣传途径和渠道的扩展提高了各级图书馆数字化资源的使用效率,并直接促进了电子书销售额和质量的全面改善。

(三)图书馆信息利用率的提升

图书馆网站应不断创新、优化和完善整合图书阅读的网络信息服务资源,以提高阅读管理能力并为广大读者朋友提供最佳的网络图书阅读信息服务。为满足馆内广大读者的图书阅览服务需求,图书馆人员必须及时重新配置现有各类图书馆资源,使读者能够按照各种形式快速完成图书检索、搜集和分类整理等任务。此外,图书馆应及时有效地为社会广大读者量身定制推荐各种类型的网络图书,以满足读者多角度、全方位的网络阅读服务需求。通过掌上图书馆,社会广大读者可以获取更多的图书信息和网络资源,提高图书馆对现有图书信息和网络资源的综合利用管理效果。

第二章

医院图书信息在大数据技术下的态势分析

一、医院图书信息在大数据技术下的管理优势

推动医院图书馆行业科研人员信息服务体系管理模式的不断创新,图书馆尤其是现代医学图书馆的发展正处于由传统的图书馆转型为数字化的图书馆之后,未来的技术革命和创新之路就是要向着发展一种以用户的需求为根本、寻找解决用户实际困难的知识性服务。知识服务模式首先强调了图书馆必须更为直接地服务于广大的科研用户,综合利用了使用者的个人资料、借阅信息、检索浏览历史、查新资讯等大量数据,对其中所涉及到的相关资料进行了提取、分析组织、优化,融入了使用者知识得到和获取的整个过程,进而完善了原有的服务战略,为广大用户的决策和创新工作提供了丰富多彩的知识产品和服务。在当今的数字化科研下,学者们所研究的数据管理和保存的信息集中数据库的存储和分析可以说是支持信息的重复验证、全方位传播知识、启迪新问题、进行研究工作等具有重大意义。图书馆要想能够更好地实现一种以客户需求为导向和驱动的服务方式,就必须通过构建自己独特的用户管理体系,把科研资料的用户信息管理和用户关系管理相互结合。

目前,部分大型数字图书馆网络管理系统已具备对用户资料的自动搜索、统计和分析等功能。它们利用了一些全新的技术,如先进的数据仓储管理技术、数据挖掘技术和专业知识开发技术等,以促进科研用户对数据的获取、模型的发现,以及对资料的积累、传递和共享。通过这些技术的应用,数字化图书馆可以为广大用户提供一个全新的、自动化的解决办法,实现了从传统的人工管理模式

到现代化管理模式的转型。

（一）构建高效的医院图书馆智能管理体系

构建医院图书馆运营与管理网络体系，目的就是为了能够更好地推动的医院图书馆网络运营和发展，根本的目的仍然是为服务于社会主义国家和广大人民。在互联网和大数据的支撑下，构建一套智能化的管理系统，实现了图书搜索、查询、节省、管理的全新一体化管理，运用云技术对读者的需求、管理趋势进行了分析和预测，随时自动调整管理战略，使得图书馆的管理工作得到了优化。举例来说，一些读者因为忘记了借阅的时间，没有及时地归还自己的图书，或者一些读者把自己的数据丢失等，这样不仅可能会直接导致图书信息资源的严重流失，也可能会给我们带来一定的社会经济损失，不利于对图书馆的管理。基于此，利用互联网大数据技术，建立了借阅图书信息管理系统，对借阅图书最晚归还截止期限前一天以上通知读者合理地规划自己所借阅的图书，减少了图书未被归还的可能性。系统还可以记录每一位读者所要借阅的书籍情况，对于图书借阅过程中出现的时间逾期、损毁图书者都进行了统计，并且还会加上黑名单，限制他们借阅的次数。

另外，需要充分利用各种图书管理软件和各种大数据技术资源，对其中的各种运行物和障碍物情况进行实时预测和自动防范，同时，我们可以借助于各种智能化的信息系统操作流程来对医学图书资源的各种骤变性和突发性价格波动情况做出实时预警和自动监测。在移动互联网、云计算之等技术的支持下，我们已经创建了全新第一代社会图书馆信息管理智慧社会文化图书馆信息系统。这一系统具备更加强大的图书馆信息数据分析与图书馆自动化信息处理服务功能，实现了对社会图书馆信息管理的数据动态化与信息智能化在数据传输上的感知。这不仅为广大社会读者入馆的服务提供了更为优质的信息服务，也极大地有效降低了社会图书馆各级行政部门管理者的工作压力和负荷，因此，该系统使得图书馆的管理工作更加系统化、便捷和高效。

（二）有效整合高端平台资源

医院图书馆的资料来源分为电子和纸质两种。其中，电子图书和学术期刊一般都指的是来自中国超星电子图书数字图书馆、中国电子知网、万方、维普等的电子数据库。中文的各类电子图书学术期刊及其全文已经下载发行量已高达三百多万种。中国知网虽然在电子期刊库中首屈一指，但医学界广有影响的中华类期刊由于版权方的存在协议，尚不能从中国知网获取。因此，一般医院图书馆会订阅两个以上的电子检索资源信息库，或通过第三方平台（拥有并整合多个电子期刊图书资源信息库），以委托下载传输的方式完成资源获取。目前，一些国际顶尖的电子期刊数据库网站开始逐步扩大在华业务，凸显了高端平台的独特优势。例如爱思唯尔（Elsevier）的ClinicalKey平台（医学专业知识平台，旨在提供医学领域的临床资源、医学文献、研究资料和多媒体内容），界面简洁流畅，且功能强大。它不仅可以通过直接浏览的方式免去下载环节，而且还可以直接将英文翻译成中文，给外文不熟悉者提供了很好的解决途径。在临床实践中，ClinicalKey平台用于试验、药理专论、临床指导、病人教育、循证医学、多媒体、操作视频等方面，不仅为管理及卫生技术人员接触世界最前沿知识带来了很大便利，而且还拓展了他们的思维，提升了他们的实践操作能力和水平。

（三）成熟的医院资料分析评价体系

医院图书资料一般都重视管理日常分类检索和维护管理，在分析方面是很多医院存在的短板。然而，要想推动医院图书馆朝着高质量、高水平的方向发展，有效的多角度、多维度的大数据分析与评价至关重要。这样的分析可以起到积极的帮助作用。在进行分析与评价时，我们应该聚焦于已购数据库的几个关键因素：响应速度、关联范围、层次区分度以及外延服务。而在评价工具方面，有几种可行的方法，比如秩和比法、层次分析法、综合指标加权法等等。其中，综合指标加权法原理简单并且计算方便，只需要正确分配权重比例，就可以得出最终的比较结果。为了保证结果的准确性，我们可以采用迪尔菲调查的方法，通过提高数据采集范围和频次，根据统计学中正负百分之五极值区间的结果进行决策。

通过大数据分析，我们能够获取更多用户的潜在需求和刚性需求。医院图书馆可以通过分析院内人员的电子信息检索记录，并与国内其他医院的数据进行比对，从而准确找出本院人员的阅读偏好，便于更精准地进行信息分类和推送所需结果。

(四)移动医院图书馆建设

第十四次全国青少年阅读问卷调查"的数据统计报告显示,2016年全国青少年电子图书的阅读比例已经高度地达到68%,较2015年提高了4.2个百分点。随着移动终端的全面普及和相关应用程序软件功能的进一步完善,院内掌上图书馆的建设,应成为医院图书馆下步发展的重要趋势。其最大益处在于它的免费性(医院已经完成支付协议费用),及无处不在的移动性,以方便读者及时在线阅读与分享。由于医疗行业门类的多样性,可以在其下划分为多个群专业,便于特定信息的推送和讨论,通过汇聚人气,提高大家的参与度和研讨兴趣。图书管理员可在虚拟社区中充分发挥正向引导作用,并建立对各组群主的监督机制,加强了院内图书的精准性回馈,从而避免了信息资源的消耗和浪费。

另外,在掌上数字医院图书馆的建设中,应突出强调按照"数字图书馆安全建设指南"要求,围绕安全管理框架,在保密性、完整性、响应性上,形成图书馆安全管理的基石。包括安全协议完整性、备份与容灾、应急响应及安全公告在内的一整套健壮性系统方案,避免电子网络数据库受到干扰和病毒侵袭时,数字医院图书馆受到不必要的损失。

(五)医院图书馆的内外数据的互联与共享

生物医学临床研究技术领域的贡献数据量正在迅速扩大。根据欧洲国家分子生物医学实验室的数据,他们的生物核酸分子序列分析数据库每年收到的数据量平均增长200%。全球人类创新基因组发展计划在2008年完成了将近1万亿碱基对的新人类基因组相关数据的生产工作。而从2009年开始,这一技术发展速度又翻了一倍。此外,在生物医学临床研究技术领域的各种医疗公共文献文章编目中,已经累计发表了1800万篇各种医疗贡献文章。而每年新增的各种医疗贡献文章编目总量也接近百万篇。这些数据证明了生物医学领域的研究和发展呈现出蓬勃的态势。

多元化海量资源数据的迅猛发展给医学图书馆带来了新的挑战,即如何提升数据集成整合能力。虽然医学图书馆通过直接储备或存放一定规模的信息和数据确保了信息的安全性和服务的可靠性,但海量信息的存储和综合利用能力与大数据技术应用对存储能力的更高要求之间存在相互矛盾。

为了解决这一问题,我们充分运用分布式的信息化数据云仓库存储技术和虚拟化技术,使得资源整合后的医学图书馆中的海量信息和数据变得更为统一有序。此外,某些信息和数据资源也可以通过第三方物理仓库存储或互联网访问等方式提供服务。然而,便捷经济地进行整合仍然是医学图书馆快速提供优质服务的挑战。大数据使得图书馆和读者通过网络连接,实现了信息的互动和交流。因此,在当前大数据时代,构建和完善优化图书馆的信息系统,实现图书馆数据库的共享成为我国图书馆信息化管理的重中之重。数据的收集和共享不仅有助于图书馆内部信息资源的充足和再造,提供更多的信息和服务资源,还能促进读者咨询、馆间数据收集和共享,推动对图书馆内部和海量信息资源的统一整理和规范化管理,实现各种海量数据和信息之间的科学衔接,提高图书馆内部信息传递和处理的准确性和及时性,大大提升了信息和资料的效率。利用这种技术和海量的大数据分析技术手段,快速获取我国各类图书馆相应的资源,为未来几年我国图书馆管理发展方向和工作计划制定提供全面的大数据支撑,最终实现对图书馆的智慧型数据管理、智慧型数据的综合研究和创新。

(六)医院图书馆大数据的管理人才基础

在大数据时代背景下,图书馆管理工作需要大量现代化的高端人才作为支持和基础。传统的图书馆管理人员的专业知识在大数据领域相对滞后,无法满足新时代图书馆管理的需求。仅仅更新了资源管理系统中的设备,并没有配备专门的技术和管理人才,导致这些新设备无法充分发挥实际应用中的功能。这不仅使得资源管理效果无法得到改善,还可能造成资源的浪费。因此,培养一批懂得大数据应用技术和经营管理知识的优秀图书馆运营管理人员是提高图书馆运营管理能力水平的首要步骤。在人才培养方面,我们可以从以下几个领域入手:首先,地方政府积极鼓励高等院校自主创办与图书馆经营和管理相关的专业。例如,创建网络信息化和图书馆管理交叉学科类专业,以培养高素质的管理技术人才,为经济社会输送人才。其次,引进国外顶尖的图书馆管理技术人才,并有针对性地培养我国网络图书馆管理技术人员。同时,加大对人才培养的建设和资金投入,为大数据时代背景下图书馆经营管理技术人才的培养提供物质保障。这些举措将有助于提高图书馆运营管理能力水平,适应移动互联网和大数据时代的需求。

大数据信息资源建设将为图书馆信息资源建设工作提供参考。例如,我们可以向文献信息资源建设单位的相关部门提交大数据信息评价和采购意见。通过搜索和收集图书馆中读者借阅历史、访问时间记录等大量数据,图书馆可以发现不同读者和用户社区之间的不同借阅方式和活动。然后,通过搜索和分析得出每个社区存在的信息和资源类型,并生成反映读者兴趣与价值变化的信息曲线。这样就可以综合评估读者对各类资源的实际使用情况,准确预测读者最关心的热点,并为图书馆的资源采购和更新提供依据,以更好地满足消费者需求。

在这个信息大数据的新发展时代下,医院医学图书馆的相关工作人员不仅迫切的需要自身必须具备良好的相关专业学术道德文化素养,还要掌握临床医学、情报信息科学和医院图书馆相关专业知识,以及数据资料逻辑综合分析处理和利用能力,同时要具备良好的人际沟通和交际技巧。为了实现这一目标,首先我们可以通过学习借鉴国外高校、医院附属图书馆的一些专业相关工作经验,招聘一些专业具有丰富管理实践经验的医院情报管理学、图书馆管理专业、数据分析专业技术人员,又或者应该是通过专业训练、深造、进修及其他各种学术交流等多种活动方式对那些专业富有巨大发展潜力的优秀图书馆相关专业技术工作人员专业进行定向选拔培养,挖掘并且努力不断提升这些优秀图书馆相关专业技术工作人员的专业创造力和发展潜能,以期能够帮助他们快速形成一个新的专业知识结构框架合理,素质高,知识面广,领导挑战精神丰富的优秀图书项目运营管理人才团队。其次我们需要充分考虑由于医院作为与广大患者和病人密切交流接触的场所和工作场地,因此我们有必要进一步提升和培养我们的医院图书管理人员的专业道德,重视对图书管理人员的身心健康,构建一个与科技能力的提升和激励具有密切相互关联的职业发展机制,来引导和鼓励他们在医院的各项图书管理工作中为经济社会做出贡献。发挥自己在科技创新方面的核心价值。

在大数据时代,医院图书馆的发展应该要求的是集对医疗服务医院用户资料信息的检索和对学术讨论于一体的综合性应用架构,应该是一种知识沟通型的整体。对于各级医院的专业医务人员则更需要认真组织做好服务市场调研和医院应用服务需求的分析工作,并以这个市场问题来作为主要服务切入点在未来努力实现其应用服务需求导向的实时精准化,不断逐步提高医疗数据和服务信息的实时检索及综合分析力和采集处理能力,打造一个覆盖全方位的医院图书馆服务知识产权服务网络管理体系,提高了人员的整体综合素养。最后我们要充分地结合当前我国的实际和情况,医院图书馆应该要努力地创建一支优秀、专门的为患者提供服务和管理的团队,构建一个整体化和集中式的医院对外运营和管理平台,完善各类专业的经营和管理方法与运行流程,通过各类行业协会或者特别是政府引导方式来共同构建与知名专业医院的图书馆和国内其他希望与具有显著社会影响力的大型综合性医院进行交流和战略合作,并且希望能够借助于我国各大知名医院在世界和国际上的地位和影响力,来希望能够吸引到越来更多的优秀医院和图书馆参与其中,逐步发展和形成一个独立的全国综合医疗服务体系和图书馆服务联盟,进而希望让未来更多的医疗技术和工作者可以通过这个网络平台共同进行学习和互助,多渠道地努力实现自己医疗技术和能力的"补强",从而更好地解决和适应自己在工作中可能遇到的诸多困难和问题,推出了更好、更优质的产品和服务。

(七)数据共享与数据保护成共存之势

与其他传统的商业数据分析相比,大数据本身具有较高的信息资源利用属性,因此各个发达国家非常重视和规范大数据的应用。目前,在我国利用移动端和互联网、云计算和其他代信息基础技术的强大推动和技术支撑下,大数据技术得到了新的迅猛发展,分析和大数据的各种科学信息技术也在不断地进行创新,第二次的大数据信息革命正在悄然而至。

大数据分析技术作为我国大数据整合和应用的核心技术,其最大特点之一就是要做好对于海量、全集数据进行分析,从这两个方面的角度来看,各国的数据开放将被认为是大数据整合和发展的必然趋势。但是另一方面,数据安全的问题也备受世界各国的关注,由于数据的开放所导致引发的各种个人信息被披露、隐私暴露和曝光等行为所可能带来的巨大社会风险和危害也进一步坚定了世界各国在未来几年内加快构筑数据安全保护网络防线的信念和决心。由于我们的国情不同,各个国家开放的数据覆盖范围、规模不同,而且数据环境保护工作的重点和高度也各有差异,但是如何实现数据的开放和环境保护的平衡,已经成为世界各国在推动大数据发展时代共同考虑和面临的一个重要问题。以美国为主要代表,美国政府是一个国际数据资源的开放研究项目的主要技术支持者与主要的先行者,它最重要的一个国际数据资源的开放平台就是基于美国奥巴马政府2009年启动提倡的作为这个"开放政府"多年来所作出的承诺中最为重要组成部分。美国政府已经明确提出,数据资源作为一项非常具有历史价值的重要国民经济活动资本,应该向社会公众直接开放,而非将其全面地限制或禁锢于美国政府的经济体制之内。

我国一直高度重视网络和信息数据安全这两个领域,中国政府将网络和数据信息安全作为国家安全体系的重要组成部分。同时,我国也在逐步完善相关政策、法律法规和管理体系,以保护个人隐私、信息安全等基础内容,并走在世界前列。大数据与任何一项新兴信息技术一样,在不断促进经济社会转型升级变化的同时,也给社会带来了重大风险。关于当前我国在医院大数据的应用发展中可能出现的医院数据信息开放和对医院数据安全进行保护的矛盾重大问题等这是无法避免的。然而,我们仍然可以通过各种信息技术手段和其他相关的行业法律法规或者政策措施来帮助加强这种平衡,例如,我们要启动规范管理我国的医院数据信息开放、要启动制订规范我国医院大数据的应用相关行业技术标准和医院经营风险管理行业标准、启动规范我国的相关大数据产业立法等,通过这些方式来推动实现当前我国医院大数据技术应用的良性平衡发展。

面对全球战略经济快速发展的重要大数据,世界各国都已积极进行关于全球战略经济的专题研究和战略布局。自2013年被称为"大数据元年"以来,我们面临着新的历史机遇和严峻挑战。因此,我们有必要在政治思想上进一步深化对医院大数据与网络信息技术的认知,注重社会力量,强化利用网络信息技术对医院大数据网络建设的整体性和调控工作,以推动网络信息技术产业的协调发展,并通过加强网络信息技术在医院大数据建设中的综合应用来提升我国医院信息化网络建设的技术水平。从IT到互联网+再到大数据,这条崭新的产业链推动着我国国民经济和社会发展的信息化体系逐步向更深层次迈进。在信息社会中,数据不再仅仅限于"有依据的数据",它可以包括声音、图像、文本以及电脑能够处理的各种信息。随着移动互联网和智能设备的广泛应用,社交网络和相关软件也越来越普及。我们已经进入了移动和互联网络媒体迅猛发展的时代,每个人都希望成为一个移动传感器,不断创造各种行为和信息。数据的种类也随之增加,总量持续扩展,数据增长的步伐从未停滞。对这些海量信息和资料进行分析和挖掘,就是对其中规律和趋势进行分析,为决策者提供重要参考,并为社会经济活动提供基础。因此,如何充分利用大数据的价值,以揭示规律和趋势,将为我们的决策和社会经济活动提供重要支持。

二、医院图书信息在大数据技术下的管理劣势

(一)对医院图书馆建设工作缺乏重视

经过对我国各级人民政府的图书管理信息系统建设的总体状况展开了深入的调研和分析,我们发现目前大部分人民政府在医院的图书管理信息化系统方面存在明显不足和缺乏关注的问题。因此,如何建立完善的医院图书管理信息系统以及如何有效实施这一系统都面临着许多挑战。在实际工作中,我们对图书管理的高度重视程度不够,导致了对于图书管理工作的规范化缺乏了足够的资金和人力投入,在其管理的流程和制度上也就存在不规范的情况。在淡薄的公立医院对图书管理的认知下,大多数医院普遍存在图书管理分散和问题严重的现象,对于保证图书资料和信息的真实性就会产生一定的不良影响还可能会直接导致医院内部出现一些人力、物力等资源的浪费。此外,医院总是呈现着一种图书保护和管理工作消极态度,导致我们的图书保护和管理工作无法取得长足的发展。目前,对于公立医院图书管理工作而言,虽然一些公立医院已经逐步开始高度重视公立医院的相关专业技术人才和科研队伍所需要进行的训练,但

是一些公立医院仍然存在着图书管理者的整体素质和服务能力相对较低的情况,尤其特别是对于一些公立医院建设和服务水平落后的地区,在我国公立医院图书在管理工作中人才培养方面更是出现了较为严峻的形势,将会直接导致公立医院的人事图书管理工作仍然缺乏专业支持,多数公立医院的人事图书管理行政事务办公相关的专业人才主要存在的两个问题,就是他们的心理年龄结构层次失衡、学历结构层次偏低、知识能力结构层次失调。而且在对训练人员的专业培养上,也的确有一些贫困地区仍然存在着专业训练课程制度管理体系的不健全、训练课程内容和组织结构严重失调等突出问题,无法真正充分发挥其对专业人才培养的真实带动效果。

(二)医院图书馆基础设施建设不足

在我们所从事的大型医院图书管理工作过程中,针对信息化建设涉及到的各种基础性配套设施,其中所呈现出来的主要问题是因为信息化基础设施投入力量的不够,医院图书的查询与利用设施的配备相比较少,直接造成了医院图书的服务质量受限。为了分析我国高校医疗卫生图书管理活动中普遍存在的优点和缺点,我们需要从各个管理体制角度出发,找到各项管理体制的优缺点,这样才能够有效地为规范管理过程提供保证。针对当前的公立医院图书管理工作活动情况可知,在图书管理体制方面,存在着许多漏洞,主要表现在图书归档制度、使用制度以及对管理工作的绩效评价制度等各个方面,缺乏具体性和规范化的领导性文件,这就是导致了我们的管理工作无法取得成效的重要根本原因之一。

(三)医院图书馆管理制度落后,与时代发展脱节

经过医院的大力支持和扶持,医院图书馆已经发展成为一个知识资源库和设施完善的基础。在这个过程中,我们注重硬件建设项目,并且取得了领先水平。然而,由于长期缺乏外部资源和市场竞争的压力,医院图书馆内部的管理观念较为严苛,这对于图书馆所需承担的业务和使用者服务等各类活动形成了很大的制约。当前,医院图书馆在满足使用者需求方面仍存在被动的状况。随着网络信息技术的不断进步和发展,传统的图书馆经营管理模式和技术已逐渐落后于网络时代。因此,在这样的情况下,医院图书馆需要转变思维模式和管理体系,以更好地展示其独特性和竞争优势,从而提高管理效率和经济利益。

(四)医院图书馆的资源无法很好满足用户的研究型需求

医院特价图书馆已经发展积累了大量丰富的医院专业性特价图书馆藏资源和服务信息,但是从馆藏特价图书各类资源的数量种类及其资源结构利用情况分析来看,为了更好地保证达到质量评估的主要指标,曾经大量要求采购大众特价各类图书,但作为主要馆藏的资源数量,大众化特价图书在其资源中所占据的比重相对较高,专业性强的图书馆藏资源也相对偏少,无法很好地充分满足医院科研和各类图书资源服务的实际需要。对于图书馆用户来说,在面对庞大的馆藏信息资源时,很难获取到他们所需要的研究型信息资源,这可能会导致读者流失。当前,医院图书馆馆藏信息资源的搜集与管理主要是根据读者的需求及流量情况进行了优化。这种图书馆信息系统建设的方法应该是具有更高的科学性与合理性,并且能够良好地掌握广泛使用的社会图书服务的需要,以此来提高整个图书馆信息系统的资源综合利用效率。但从医院图书馆资源整合利用的总体效益情况来看,其中一般性的馆藏资源整合利用比重相对较高,例如小说、杂志、期刊等文献的借阅数量较多,而专门性的文献资源的利用比重相对较低。因为不同的读者都具有不同的阅读需求与专业背景,所以对专门的馆藏信息资源的阅读要求也相对很低。在当前的馆藏资源建设计划下,专业性资源的采购工作已经受到了较大的限制,导致内部和外部专门化的图书信息资源相对比较少,不能满足对于研究类资源的需求。

(五)医院图书馆现代营销观念淡薄

医院直属图书馆的资源采购和使用支出保障正持续稳定增长,同时经费使用性支出也得到了相对稳定的保障。在这样的市场背景下,一些医院正逐渐淡化对图书馆外部参与市场竞争的传统观念。由于医院不再面临内部生存竞争的压力,导致整个医院并未充分关注现代化的市场营销管理手段。部分医院对图书馆内部的图书营销服务理念比较淡漠,对于医院现代服务性图书营销的基本理论知识了解不足。他们习惯于依靠行政和管理的营销模式,被动或主动地等待专人上门进行营销,这增加了提升医院内部图书馆营销服务产品质量和管理水平的困难。随着我国现代信息电子科技产业社会的不断推进和快速发展,图书馆的各个服务行业之间的市场竞争日益激烈。例如,近年来兴起的百度文库等服务充分采用了现代文化服务网络营销的设计理念和推广方法。它们根据不同行业用户群体的特点和服务需求,量身定制了多元化的服务营销解决方案和推广策略。这些方法有效地提升了广大用户对它们的认可度和满意度,同时也为自身奠定了品牌市场力和行业领先地位。在新时代市场经济社会变革发展形势下,如果我们的医院图书馆一直坚持秉承传统的服务宗旨和经营理念,采用守旧的传统市场营销管理手段和服务技能,必然导致自身陷入不利的市场形势中。活跃用户数量可能会大幅度流失,同时还可能严重削弱自身的核心竞争力。因此,医院图书馆现在需要学习并采取先进的市场营销战略管理实务技能和经营方法,勇于正确应对市场外部环境的变化调整,开辟一条介于市场竞争与医院发展之间的全新道路。

(六)信息资源检索系统用户使用满意度较低

随着我国各地图书馆信息库的不断扩充,读者必须首先要充分运用检索系统,从而能够准确地找到自己所需的资源,也就是说,检索系统对于图书馆的服务至关重要。然而,医院的图书馆在新一代技术的应用中还是存在着较大的能力和短板的问题。与外部移动互联网检索工具、专门化的数据库等设备相比,图书馆联机公共目录检索系统更加繁琐且操作困难,对于用户的技术水平要求也更高,这直接造成了检索系统的用户实际使用感知水平的下降。在使用医院图书馆查询系统的过程中,用户往往会出现一些操作上的失误或者困难,无法高效、迅捷地完成各种查询需求。而且面对巨额资金庞大的图书馆文献数据库,依然是采用了传统的信息归集、机械化的编目和管理模式,这也正是当前医院图书馆仍然一直在努力坚持的一种管理模式。使得用户能够在学习与获取专门的文献信息资源的基础上,也能够通过先进的检索技术与工具来达到自己的目标。随着我国经济社会发展和科技的不断发展,许多图书馆已经采用了一种电子化、数字式的管理技术,用户也就能够直接采用一种自动化的管理技术来获取其所需要的电子文献和信息资源。用户在从图书馆中借阅相关文献资料之前,需要使用文献检索系统来准确地查找到该文献在网上存储的位置和运行状态,根据检索的结果去准确地查找一些实体性的文献,这个操作过程就是需要我们花费大量的时间和人力,将会导致使用者的体验感有所下降,甚至还有就是使用者流失。

(七)公关服务能力落后,人才训练体系不健全

在当前的大数据时代,如何综合挖掘和再分析海量行业数据,并将其综合利用起来,已经成为一个亟待解决的问题。然而,我们面临着一个严重的挑战:目前缺乏足够的专业人才资源来支撑这一需求。根据美国麦肯锡全球研究所的一份市场调查报告,每年美国需要14万至19万名具有"深度分析"和技术相关专长的公立大学以及数据分析研究机构的工作人员。而对于那些具备专业数据分析知识和基础技术背景的高级医院管理层人才的需求则远超过150万人。可见,现在正是大数据工业综合技术应用领域急需人才的时候。作为一项基础技术上复杂且难度很大的工业综合性技术应用,大数据通常需要综合应用工业人工智能、商务人工智能、数学分析算法、自然语言语义理解、信息网络技术等多个专业领域和多门学科的先进信息技术。美国研究图书馆协会已经明确提出,研究图书数据库的使用管理将在社会逐渐成为培养下一代研究图书馆员的重要管理能力。因此,我们必须不断培养和造就一支真正懂应用技术、具有爱心和管理能力的公共大数据平台建设者和专业化技术团队,让他们成为高等医学院校公共信息技术资源整合的重要组织者、技术宣传的专家使者、技术引路人、政策导向者和技术教育家,从而促进我国高等医学院校公共图书馆信息事业的健康发展。通过对医学大数据与生物医学技术图书馆的综合数据分析和深入研究,我们可以清楚地发现,在生物医学技术图书馆中已经广泛应用了大数据的一些重要技术概念。例如,美国加州国家生物医学技术图书馆利用数据集成了微生物学和医学信息,通过这些科学技术手段,能够实时地整合和分析交换有关医疗保健和其他生物医学相关科学的学术研究和大数据的各种科学方法和技术手段,并为世界各地的咨询组织提供个性化的咨询服务。然而,我们也对我国各类生物医学图书馆中大数据的多种可能应用以及应用进展等情况进行了调查。发现目前我国在网络安全的相关基本理论方面在国际上的影响力仍然不足。尽管在国际

高水平学术会议上发布了一些研究成果,但其中许多是通过与国外组织合作而取得的。这反映了我国在网络安全基本理论创新和公关服务能力方面的不足之处。因此,我们需要进一步加强对网络安全基本理论的研究和创新,并提升公关服务能力,以提高我国在这一领域的国际影响力。

目前,我国的人才培养体系尚不完善,导致人才培养工作面临诸多困难。在网络安全管理领域,人才匮乏成为一大问题。教育课程的建设存在着师资素质能力较弱、课程制度不完善、教材体系不健全、学生实践机会有限等多个方面的问题。这导致了医院在人才培养工作和实际应用之间存在脱节现象,并且无法满足行业对人才的需求。针对上述问题,国家级互联网安全技术工程建设重点专项自2017年开始实施。但与集成电路、宽带移动等其他信息技术领域相比,互联网安全技术领域的重大战略性新兴产品、关键共性技术以及重大建设工程的专项建设投入仍需加强。相比之下,与美国、英国等国企业长期对互联网安全研发的规模投入相比,我国整体的安全投入比例并不高。因此,我们需要进一步加大对互联网安全技术领域的投资,并将其纳入国家发展战略的重要部分,以保障网络安全和国家利益的长远发展。

三、医院图书信息在大数据技术下的管理机遇

在当前的医院信息化发展时代,大数据信息技术的迅速出现和广泛应用,让社会的各个领域都发生了明显的变革。对于当代我国图书管理工作而言,我们对移动互联网和信息化等大数据技术的重要性给予了高度的重视并广泛应用。这有可能会推动我们从传统图书管理工作中得到系统性改善和优化,进而促使我国图书信息资源的整体综合利用价值有机会得到显著的提升和深层次挖掘,具体表现在以下几个方面:

首先,我们可以考虑借助移动互联网和大数据管理技术的深入引进和广泛应用,能够有效地保证我国图书管理工作真正地实现高效运行。目前,我国的网络技术以及对案物管理软件被广泛地应用于我国图书管理工作中,将会促使以往那些依靠人工办公处理的归档、建档等工作在我们身上实现了一次新的升级,进而给我们的工作带来了一次全方位工作效率得到了改善,可以确保了我们图书管理工作的有效性和服务质量。

其次,由于大数据新时代已经促进了我国传统图书管理工作的精准化,我们对大量图书信息资源的保管、运用和研究已进行了严格管理。然而,人工处理容易导致漏洞。利用广泛应用的大数据技术最大限度地提升我们的工作效率,使得对图书信息资源的检索、运用以及其他研究和开发任务能够得到有效落实,保证可信度与质量。

最后,大数据时代为图书的保存和传播工作带来了革命性的促进作用。由于传统的纸质图书在其保存中使用寿命并不长久,而且在互联网和大数据的高速发展时代已经完全实现了对网络信息和数字化两种媒介载体的完全隔绝,利用人类先进的计算机电脑存储技术、芯片、云存储等,可以很好地改善和提高其图书存储的工作效率和容量,而且图书的复制极为方便,同一份图书也可以同时多次地进行复制和存储,防止了图书资源的严重流失,可以实现永久的存储,促进了人们的智慧在其中得到了长期地保存着与传递。

总而言之,大数据信息时代的正式来临,给当代我国各级图书管理工作者就业带来了巨大的职业发展的机遇和便捷,因此,我们应该积极推动我国各级图书管理工作者归档管理服务信息化体系的建设。

在这个大数据时代,需要进一步加强图书信息化的建设和管理工作。我们应该采用新的理念来打造信息化的图书管理和服务,并且建立一个数字化平台来支持这一工作。在此过程中,我们要注重图书管理的基础建设以及配套设施的完善,以提供更好的服务。同时,我们也应该加强各类图书管理工作人员的素质培养和技术水平提升,使他们能够科学地设定自己的岗位职责。以此,我们可以确保图书信息化的工作能够符合出版社审校标准,并且使其更加通畅连贯。

(一)打造信息化医院图书管理工作理念

图书监督管理部门及其机构的负责人意识到了我们不能忽视互联网和大数据时代对传统图书管理工作的重要性和影响力。相反,他们认为我们应该积极推动管理思维与方法的创新,并看到了互联网和大数据技术对传统图书监督管理工作的重要性以及革新的价值。因此,我们的医院图书管理部门的工作人员更加充分认识到了随着互联网和大数据时代的到来,他们的工作生活方式将会发生一系列变化。为了更好地应对这些变化,他们在日常生活和工作中积极提升自己信息技术手段的实际应用程度和水平。他们主动从各个角度接触和了解大数据技术的基本含义和内涵,希望通过提升自己的信息技术能力,为图书保存与管理以及建设工程信息化进程的发展做出实质性的贡献。他们希望能够为这些事业注入自己的力量。

(二)创设信息化医院图书管理数字平台

为了在医院图书管理的各个方面真正应用并充分体现互联网和大数据技术所必需的信息化技术优势,我们要求各级图书行政主管部门积极推动信息化的图书管理数字化平台的建设。通过这种方式,可以实现图书管理数字资源在互联网平台上的综合管理,同时为图书行政主管部门提供一个良好的信息化建设环境。然而,在搭建一个平台的过程之中,医院图书保存管理部门不能盲目地追求完美,而是应该从自身的图书保存工作实践需求和信息资源出发,从而以此为基础,循序渐进地制定出相关的方法来实现平台的搭建和改造。在图书信息平台的搭建工作已经完成后,我们应该建立一个图书信息资源的查询链接,如此将使我们的图书信息资源查找和利用的工作变得更加高效、便捷,这样,我们就能有效区分医院图书信息资源和其他类型的信息资源。

(三)注重医院基础设施建设工作

为了真正实现对医院图书信息资源的全面信息化和建设,要求各级图书管理单位和机构都应该更加注重对基础性配套设施的维护和投入,具体要做到以下几点:首先,充分提高管理组织以及基层工作人员对基础设施建设工作积极性与参与度。以此为工作人员树立建设根基,为后续稳进发展的工作进程提供坚实的思想基础。其次,要通过长期的调研和工作,了解到目前市场上的哪些配套设备在我们的图书信息管理工作中都是势在必行的,由此把需要的基础设备加入到自己的硬件采购方案计划之中,以便我们能够有限度地确保图书得到充分的利用和技术保障;第三,图书管理单位和机构应当给予工作人员及其他单位提供信息化专业技术水平的训练和进修的机会,并将之全面地纳入图书馆的考核领域范围之中,以此方式来引导和促进图书馆工作人员能够主动地实现对自身信息化专业技术应用水平的提高。

(四)提升医院图书管理人员素质水平

在当前大数据时代,图书管理领域正面临着深刻的变革。为了真正把握住信息化建设的机遇,我们必须不断提升图书管理者的综合素质和能力。具体而言,首先,需要加强引进优秀的信息技术人才。信息化建设需要一批专门从事信息技术领域的优秀人才,因此我们需要重视如何引入这两方面的人才以及培养他们的信息技术能力。其次,我们可能还需要重点培训新馆员的专业信息技术和管理知识,同时也要继续加强老馆员对新的内部信息系统技术和管理知识的专业训练。最后,我们还需加强对图书从业者的爱岗敬业意识和教育。我们要积极激发他们的思维观念更新,创新图书管理模式,提升自身潜力和资源开发能力,以更好地服务各个单位的发展。

(五)科学严谨地拟定岗位权责

鉴于互联网技术的普及已经为社会和公众带来了便利,但同时也存在系统漏洞和黑客等问题,可能对信息资源造成损失。因此,图书管理部门和机构在积极推进网络信息化建设和管理的同时,应合理规划自身的工作职责,确保其他工作人员在日常生活和工作中明确了解自己的任务导向。此外,还需明确规定日常网络管理安全的细则,以确保其他人成功使用。操作人员应严格按照规范化的流程和操作方法进行工作,避免由于疏忽大意导致操作错误,从而损坏文件的信息数据。需要强调的是,图书管理部门和机构要加强对网络安全教育和培训,提高操作人员的安全意识和技能水平,以确保信息资源的安全性和完整性。

(六)促进以需求为导向的创新知识服务思维发展

从目前医院图书馆的情况来看,它不仅是一个应用性机构,融合了学术研究和用户信息检索,对医院的工作展开起着重要的辅助作用。在构建新的知识体系时,应以医院的实际发展需求为基础,以确保知识服务体系的创新对图书馆和医院的发展都具有现实意义,并能够有效推动它们的进步。近年来,图书馆的资源更新速度不断提高,大数据时代的引领下,已对传统的运营管理模式进行了优化。整体知识体系的构建更深层次地彰显了创新思维的重要性。换句话说,医院图书馆的设立之所以重要,是因为它能够满足医务人员的需求,类似于医务人员的后勤补给部门。因此,图书馆应清楚地认识到自身运营发展的重要性,从而构建更完善的知识服务体系。

(七)建立并完善信息共享服务平台

医院图书馆的相关工作人员应该抓住机遇,对于传统的图书馆运行来说,其知识服务的水平往往会受到一定的限制,这主要与传播的途径以及传播方式有直接关系,尤其是在数字化技术还没有在图书馆运行管理中进行应用的时候,知识服务往往效率较低,图书馆的资源储备也并不理想。对于现阶段我院图书馆来说,由于受到大数据时代整体运行发展理念的影响,在开展知识服务的时候,也面临着很多挑战,在这种情况下,图书馆必须意识到自身知识服务系统的而优势以及弊端。我院图书馆在信息共享平台建设方面还处于初级阶段,需要进一步的加强和完善,在保证用户找到信息资源的同时也使得相关增值服务的质量得到有效保证。现阶段,开拓式的信息交流互动平台已经产生,并且开始逐渐被多个医院图书馆进行应用,其使用效果较为理想,对图书馆的整体运行以及管理有很大的促进作用。当资源信息得到共享之后,也就使得图书馆的资源应用变得更加灵活以及开放,以医院图书馆的知识体系为核心展开的,这也就使得医院医务人员之间的交流沟通更加密切,医院图书馆资源的流动性也得到有效的体现,让更多的医务工作者可以使用到资源信息,起到了宣传图书馆馆藏资源的作用。

(八)获取科学数据信息资源

图书馆网站需要存在能够有效促进网站用户快速方便获取与其数据相关的技术数据,让用户随时可以通过站内搜索与其相关的科学字符串和词汇信息,能实时搜集和快速找到与其数据相关的其他科学技术数据相关信息。每个网域位于同一局域网或同一个网络地址上的特定网域用户群体,例如,居住在校外的医院医生、公司员工等均可以直接使用通过在这个特定网域内对其数据进行有效的信息检索和数据整合,便于用户构建和发起多种适用于各种不同专业的信息科学工程技术信息数据采集信息管理系统。用户也随时可以在线上直接通过软件浏览查阅、下载管理自己的线上图书馆服务网站,从而更容易地为自己及时搜集和整理找到线上图书馆所提供需要的各类基础科学信息资料和学术数据提供信息,并且大大方便了线上用户的及时浏览下载,对所有必需的科学数据信息资源及时进行整理收藏以及保存收集、管理利用。因此,各级图书馆应及时更新和拓宽馆内相关科学技术数据信息资源的开发利用范围,并加强数据获取和信息整合的业务。只有这样,才能更好地完善图书馆内科学技术数据信息资源的网络下载和信息分享功能。

(九)拓宽数据信息资源范围

在未来,图书馆作为医院信息资源管理和数据服务的重要机构,需要不断发展和拓宽其数据管理资源的整合应用和功能管理领域。这是因为图书馆不仅需要为需要使用信息分析技术处理数据的小型用户提供服务,还需要专注于为那些具备较高信息专业性的大型用户提供定向服务。

对于一些技术人员来说,他们可能没有便利地下载和访问技术文档和其他数据存储资源的能力。这可能是因为他们本身缺乏相关的技术能力,或者是由于内外部信息网络的限制以及存储数据容量过高等原因。针对这种情况,图书馆需要收集、管理和利用适用于各种类型的数据库资源,并采取多样化的存储形式。例如,移动U盘、实时网上移动互联网信息交流管理软件、电子邮件或实时网络移动磁盘等已经是较为适合用于较小医院规模的数据资源存储格式。

而对于那些需要大量硬盘内存存储资料并用于数据管理和日常维护的大型医院数据中心资源,优先考虑直接使用智能手机、移动硬盘或云盘等存储设备可能更为合适。这些设备不仅具备较大的存储容量,而且灵活方便,符合大型医院的需求。

总之,随着医院信息管理和数据服务的不断发展,图书馆在数据管理资源的整合应用和功能管理领域还有很多需要发展和改进的地方,以更好地满足用户的需求。

四、医院图书信息在大数据技术下的管理挑战

(一)知识服务体系内容匮乏

在大数据时代,中国医院图书馆面临着一个严峻的管理挑战——知识服务体系内容匮乏。尽管我们已经进入了一个拥有海量信息的大数据环境,但这也不是医院图书馆必须应对的真实情况。事实上,大规模数据给我们带来了信息垃圾泛滥的问题,这被广泛认为是医院图书馆必须应对的困扰和局势。医院图书的管理已经因为大数据时代而发生了深刻的变化,其中之一就是图书总量的不断增加和种类的逐渐丰富。根据现代经济发展的要求,各类医学相关的老旧书籍,也都是利用电子设备被转换为信息和数据形式来进行储存。所以,在使用图像存储器处理数据的过程中,将会面临着占用大量的存储器和设备空间的情况。另外,随着我国数字化发展的趋势,医院内部的信息也正从传统方式转向了电子仓库。医院的图书管理者在对图书信息进行保存过程中就需要根据指示相关的信息进行归类。然而,面对大量的图书信息,在缺乏完善的图书管理流程的背景下,管理者很难对其进行有效的处理。

从根本上来说,大数据的信息系统不一定能够为人们提供及时、准确的有效服务内容和手段。也就是说,它不能够准确地反映和充分满足读者的需要。而对于目前数据环境下,医院图书馆馆藏梳理规划再一次面临着专业化的细化和学科性的交叉,这就导致了我国各级医院图书馆在进行资源管理时很难准确地把握自己的重点,尤其是对研究型读物的偏差把握和推动力度的把控。总体而言,虽然有海量的资源和信息被投入,但由于资源的逐步流失而导致给我们带来的深层次的无用信息太多,进而使我们迷失在知识服务系统的真正构建意义中,导致了图书馆管理工作难度的进一步提高,这也成为现如今我国图书馆管理工作不能很好地适应互联网和大数据时代发展的一个根本原因。

(二)知识数据保存取舍困难

在互联网+大数据时代,医院图书馆面临着巨大的管理挑战。海量信息的管理和分类让馆内人员感到困惑。为了维护和保障信息隐私权,我国各级医院的网络化图书馆多采用传统的数字化快速节制技术手段。这样做的目的是调整

使用者的感受和认知,构建一个健全完善良性的网络化信息服务生态。

然而,在医院图书馆的信息数据库以及其他资源的存储和配合等方面,我们也面临着艰难的决策。医院需要根据实际需求和未来发展计划来判断哪些数据库信息应该被保存在图书馆中,哪些则被视为即时使用的数据信息。这个决策并不简单,因为信息数据的保存和取舍存在很大的难度。一方面,医院需要保留一些长期可靠的数据库信息,用于研究、教学和历史记录等目的;另一方面,医院也需要及时更新和删除一些过时或冗余的数据,以保持数据库的有效性和高效性。

为了解决这个问题,医院图书馆可以考虑制定清晰的信息收集和取舍策略,并建立一个专门的团队负责管理和更新数据库信息。这个团队可以通过定期评估和审核数据,识别哪些信息具有重要价值并应该被保存下来,同时删除那些无关紧要或过时的数据。此外,引入先进的技术工具也是一个解决之道。例如,采用自动化的数据管理系统可以帮助医院图书馆更有效地管理和分类海量信息,提高信息检索和利用的效率。

总之,医院图书馆在互联网+大数据时代面临着知识数据保存取舍的挑战。通过制定清晰的信息收集和取舍策略、建立专门的团队和引入先进的技术工具,我们可以更好地管理和维护医院图书馆的信息资源,为用户提供优质的信息服务。

(三)创新知识服务思维

医院图书馆的功能十分丰富多样,它涵盖了医学学术研究、医疗领域用户的信息检索技术以及大数据技术的综合运用。因此,医院图书馆需要不断改变自身,以适应我国医疗领域的现状和发展需求。合理利用互联网和大数据技术手段,能够推动和实现医疗领域的知识服务体系的管理思维和技术创新,帮助医院图书馆在知识服务管理方面迈出更大的步伐。

医院图书馆的工作者应当以满足医疗技术人员实际需求为首要目标,并通过分析和了解其需求,确定数据服务的切入点。同时,应该加强图书馆的数据信息采集和建设能力,为医学技术和知识服务体系提供创新的路径。医疗技术、教学和科研这三者的服务应有机地结合在一起,形成全方位的医疗技术和图书馆服务体系。通过提供协同沟通、交流和共享的知识创新系统,医院图书馆能够帮助医疗机构突破传统的知识服务管理模式,促进知识的流动和共享。这将进一步推动医学领域的发展,为医疗技术人员提供更全面、高效的知识服务。

总之,医院图书馆作为一个重要的知识资源中心,应不断调整自身策略,以适应医疗领域的需求变化,并通过运用互联网和大数据技术,实现对医疗技术和知识服务体系的管理创新,实现知识的协同沟通、交流和共享,为医学领域的发展做出更大贡献。

(四)开拓创新知识服务平台

创新的知识服务平台需要进一步提升医院管理图书馆的信息实时性和互动性,以便帮助医院图书馆管理用户快速、准确地解决当前存在的管理问题及其原因,并迅速制定有效的解决方案,实现信息增值知识服务的提供。目前,许多附属综合性专科医院已经成功建立了开拓式交互信息共享平台,使得大型馆藏数据和信息技术资源更加开放、个性化和自由化。我们的附属专科医院网络图书馆作为核心服务器,建立了大型医疗数据馆藏信息网络技术资源服务平台和大型移动网络图书馆,这有效地促进了医务技术从业者内外部之间的相互信息交流和互动。借助这一平台,我们的附属专科医院能够深入推广和维护利用大型馆藏数据和信息技术资源,从而更好地服务于患者,理解公共图书馆的真正存在意义和重要作用。通过这些创新的知识服务平台,我们能够接触到更多住院患者,为他们提供更优质的医疗服务。

(五)医院馆员综合素质的提升

医院正在探索和应用一套更加现代化的医疗管理制度。同样地,在推动我国图书馆知识和服务制度建设中,也需要严格按照国家发展及创新的管理制度要求来培养和教育图书馆员,以实现图书馆员综合能力和素质整体性的提高。这是为了迎接我国图书馆员大数据时代的进一步发展和到来。

因此,医院图书馆工作人员应不断努力加强和推动对专业技术型人才的信息化、大数据意识的教育和培养,从而提高他们对现代化医院管理体制与图书馆融合的技术服务的认识和创新能力。这意味着馆内专业技术服务型的人才不仅需准确地把握分析和预测图书馆专业知识型服务的数据和网络，还需熟练运用计算机和电子网络、人工智能、自然语言等技术手段，为所有参观图书馆的用户和阅读者提供优质服务，即公共智慧的获得、组织与保存的最佳方式。

此外，这些馆员还能够有效帮助我国的医务人员通过各种方式围绕医疗卫生技术和其他科研创新进行协调，展开一个可持续发展且契合医院管理体制的知识服务流程。简而言之，在结合现代化医院管理体制的要求下，提高馆内工作人员的综合素养，为广大用户提供前瞻性的服务和数据分析，是改善和优化医院图书馆服务管理体制实时性和可靠度的重要挑战。因此，医院图书馆工作人员需要不断更新知识和技能，以适应快速发展的医疗领域和信息技术。当然，这些努力将取决于医院图书馆工作人员的积极参与和持续培训，确保他们能够与时俱进，并提供最佳的服务。只有这样，才能让图书馆成为现代医院管理体制中的中心协调机构，为医务人员和用户提供最好的知识服务。

大数据时代的来临已经让医院图书馆的信息技术工作者都感觉到巨大的危机感，这不只是因为我们医院图书馆的信息技术工作者在其工作管理方式和思维上都需要发生转变，更重要的是，在之前的专业生涯中，医院的信息工作者并未进行过针对性的数据集成和搜索收集以及对数据进行分析等各种综合技能的训练。面对互联网和大数据时代的来临，医院图书馆的信息技术和工作人员承担起了新一代的技术挑战，新时期的现代接受过医院信息化技术和系统的学习者和医疗人员对于传统医院图书馆信息技术和工作人员的地位产生了危机。

在大数据环境下，医院图书馆的资料和信息搜集主要是对于临床和医疗机构都有着很大的意义和帮助。但是由于随着通用移动终端互联网和其他新一代商业移动通用终端信息技术的快速进步与不断发展，以及目前新一代通用移动终端互联网信息技术的广泛应用与推广普及，以至于医院图书馆在很长一段时间里，由于缺乏系统性和技术手段，无法将自身的价值和潜力进行准确的估计。将大数据技术融入医疗服务信息管理工作当中在整个医疗服务领域是前所未有的，所以我们在对于医院信息管理工作当中的大数据时代下实施绩效考核就需要明确地做出了规定,这样我们才能更加公平、合理地去认真考量和提高医疗服务信息管理工作者的业务素养和服务质量。

(六)医院图书管理信息化系统建设不健全

目前,在医院图书信息化建设与管理方面存在一些问题。虽然大多数医院已经开始积极推动信息管理系统的建设,但由于缺乏足够的信息化建设和管理实践,整体水平还比较低。同时,由于缺乏有效的集成体系和实施标准,医院图书管理的信息化建设受到了一定程度的阻碍。在没有相应的信息软硬件系统支持的情况下,图书管理和办公自动化系统之间的有效集成难以实现。此外,医院数字图书馆的安全问题也需要特别关注。医院图书信息的保护涉及到许多重要的科研成果和版权问题。因此,在进行图书管理时,必须格外注重档案资料的安全性。

在这个大数据的新时代,信息本身的公开共享水平和程度也在不断地得到提高,由此虽然有限度地提高了我们的图书信息利用和处置效率,但由于我们的数据信息的存储与处置以及其所处的日益复杂,在我们的图书信息的保存以及其利用过程中会出现诸多涉及其安全的问题。在大多数医疗机构的图书实践管理中,存在着图书信息管理系统的应用落地不到位等情况。另外,在保障医院的图书信息安全和存储上,还是有一个主要的问题,那就是我们对于医院图书存储媒体介质的安全进行保护和使用路径的控制并且做得不到位,导致我们的医院电子图书很容易被外部的入侵,从而给我们造成更严重的信息安全问题。

(七)移动互联网的威胁

根据2017年发表的一份名为"研究性专题调查报告"的数据,由OCLC(联机计算机图书馆中心)公布的统计结果显示,92%的医院毕业生将来可能考虑如何充分利用互联网的信息检索系统来获取和管理信息。仅有2%的医院毕业生认为他们会选择使用自己的图书馆作为信息收集和获取的渠道,超过50%的医院毕业生认为他们会逐步减少在图书馆的使用。

在这个大数据的新时代下,医院信息管理工作仍然面临着空前所未有的机遇与挑战,医院信息管理工作者们不仅需要更多地注重对医疗资料的分析,而且还需要更多地注重于发现其中的有价值。医院的各类信息管理人员在对于大量数据的采集和处理上不再仅仅是像过去一样将各种信息都通过计算机或者手写的方式直接记录下来到自己的档案中,而是直接通过移动互联网络对其他地方的大量信息进行了采集和收集,然后再将这些采集出来的大量信息全部集成并上传到了互联网络上,因为这些大量信息的采集和处理都在医院进行工作之前我们这家医院的一些信息管理部门的工作人员从未被接受过,所以在实际执行该项任务时难免会给他们带来一些困惑。医院的很多工作人员之前在我国临床医学界工作的很多时候并没有对于大数据的正确认知和思维意识,搜集得到了相关的医疗资料和信息的很多时候也仅仅片面地搜集了这些信息,而且很多时候医院的资料工作人员之前的很多时候都只是简单地拿着自己的病历本子随意地记录下了前来我们这家医院接受治疗的病人和住院患者的情况以及诊断治疗经历,没有一次能够真正做出比较大规模地通过互联网络的方式对进行大量信息搜集整理,在这个新时代和大数据发展的新时代下,工作方式完全发生了改变。

(八)竞争对手的威胁

随着社会主义经济和医学科技的飞速进步与不断发展,我们可以看到这种变革对于当今中国社会的各个方面都发展带来了很多新的改善,产生了深远的影响。人们的日常生活和文化工作行为方式都在不断演变和改善,与此同时,公共图书馆作为获取信息的主要途径与主要手段和应用方法也越来越丰富,更加多样化、便捷化。图书馆不再仅仅只是我们现代社会人们从公共图书馆中获取信息的唯一直接途径,它在我们所处当今社会的公共信息与文化生活环境中的整体重要性和应用位置正在不断变化得到重大提高。在对图书馆信息检索资源的海量检索和应用领域,互联网的不断迅猛发展和迅速普及给我们提供阅览馆的各种信息资源检索、使用的各种生活方式都给我们生活带来了翻天覆地的巨大社会改变,传统网络图书馆信息检索应用模式正在逐步逐渐淡出广大阅览者的知识视野,借助于移动互联网,我们就能够进行随时、全方位的检索与获取。

随着广大读者对于信息需要的不断增强,医院图书馆在加工信息,服务质量仍旧偏低,无法有效地适应读者对于信息资源的需要。正是由于面对这样的情况,一些从事商业信息服务的组织应运而生,根据医院和用户的信息实际需求,灵活地调整自己的服务策略,开发出与用户的需求相一致的信息服务产品和策略,并以此促进医院的盈利。因为其本身具有很强的商业经营性质,这就使得它比较密切地关注信息市场中的供求关系的变动,致力于引进和运用现代信息管理的技术和手段,准确地把握用户信息需要,为用户提供一个全方位的医院图书信息资源和服务。通过为广大用户提供专业、优质的网络信息服务,发展了一批忠诚的网络用户和消费者群体,有效地提高了自身在网络信息服务行业中的地位,这对于医院图书馆的市场地位已经形成了巨大的挑战和威胁。

第三章

大数据技术与医院图书信息服务的结合

一、大数据技术与医院图书信息服务的结合背景

多年以来,医疗信息化一直是我国各级医院进行服务工作的重要支持,它在我国各级医院中发挥着主导性和辅助型临床的地位工作的关键作用。随着数字图书馆和社会大数据的普及和应用,医院图书信息的服务数据之间的相互价值日益受到关注。而且医院的信息管理工作还在传统信息系统维修的基础上增设了对数据进行分析的职责。使得医院的信息服务工作越来越显得重要。

近年来,大数据已经被研究得到了越来越广泛、更加深入的研究与运行,表现了巨大的科学技术优势与创新效果。究其原因,即大数据技术可以有效地抵抗和防范在传统图书信息服务中所固有的各种负面因素,从而使我们可以发挥起来提高服务预期、增强公共服务的精准性、减少政策不确定性因素及其为医院图书信息带来的负面冲击等多方面作用。

二、大数据技术对医院图书信息服务的针对性和主动性

如何处理医院图书信息服务与大数据技术相结合的不确定性是一个重要而复杂的问题。许多研究表明,为了应对这种不确定性,可以采用多种备选方案,如增进知识、组织整合、强化管控、放慢进步和培养信任等。在这些方案中,充分利用数据进行科学研究是一种非常重要的手段。

首先,在应对医院图书信息服务的不确定因素时,我们希望大数据能够帮助我们更好地分析和解决问题。大数据具有实时、海量、新颖、非结构化的特点,可以极大地增强人们对于图书信息服务的认知和预测能力。除了涉及到有关政

府、行业协会、医院等公开的各种关于经济、社会、行政和管理方面的信息和资料外,互联网的广泛普及和其飞速发展已使得当今我国积累了许多广泛的医疗信息资源。基于移动和互联网技术而发展诞生的搜索数据、社交传播媒介的数据、在线新闻、交换和支付的数据以及其他快递服务的数据是一种可以广泛应用来进行经济学预测的方法。

大数据也有利于对经济预测成果的变化做出改善。一方面,在目前我国已经有的计量经济学中所预测的模型中,引入了大数据和其他相应处理技术,能够比较显著地降低预测误差、提升预测的准确率。另一方面,预测的精确性和时效度也进一步提高。在移动互联网和在线大数据技术的帮助和支持下,数据指标的滞后等这些问题基本上都得到了缓释和解决,几乎是实时的即期预测已经开始出现。

其次,大数据技术在医院图书信息服务中的应用具有重要意义,它能够提升医院图书信息服务的能力,降低其发展过程中的不确定性。传统上,医院所要提供的公共服务通常都会由部门或者相应的组织机构和人员担任专门的负责,需要投入相应的时间和资金。然而,这种类型的医院图书信息服务所能够提供的信息质量和效率到底不一。虽然已经拥有相应的新型绩效考核,但作为新型绩效考核的基础和前提还是必须充分利用新型的大数据信息资源,而且由于新型绩效考核具有特殊性,这些新型的大数据信息资源已经远远超越了各个部门传统的大数据信息孤岛,只要把这些更广泛的图书信息紧密地连接在一起运用起来,就已经能够有效地为医院信息服务做出科学的评价。比如某些地区通过针对城市居民、房屋、医院、医疗服务站等的规划布局情况等信息资料进行了综合统计,用一张分布式地图就已经很清楚地以看出各类公共服务信息资源都已经能够有效与社会公众需求相互衔接,公共服务的实施效果一目了然。从一个某种程度上来说,大数据技术手段已被广泛应用于我国公共服务提供中,它已经可以有效地解决和对冲各种内外不确定性影响的因素所引发的信息不确定性的问题,增强了我国公共服务提供信息的精准化、有效性。

最后,大数据给医院政策评价提供了强有力的工具,有助于减缓宏观经济发展的不确定性和其他方面的负面影响。与医院政策制度中普遍存在的不确定性这个问题相比,医院政策制度中普遍存在的不确定性这个问题更为突出,因为医院政策大部分都是由于相机选取,相机所需要抉择的执行实施时机、政策的执行和实施出台的时间和力度、政策组合的制定和设计、对于所期望的决策和判断是否有偏误或者影响大小等诸多因素都很有可能直接作用影响涉及的是医院政策效果,也很有可能会直接影响的是涉及医院政策体系中相关各方主体的言论和行为,从而给医院的图书信息服务发展带来一定的不确定性。然而,大数据为医院政策的评价和执行工作打开了一个崭新的天地,例如国外的一些专家学者已经通过广泛的研究和运用了文本挖掘的方法和技术,构建了一套相关地区政策的不确定性指数体系来针对政策的不确定性作出测度和分析,分析不同的政策治理方法和措施以及手段对于其不确定性的直接影响,进而认为可以有效地帮助更多的地方人民政府实施,提高其管理能力,减轻了政策执行的不确定性对于股价产生的负面影响。

三、大数据技术对医院图书信息服务的个性化和精准化

医院图书馆的推荐技术是为用户在校园网络上提供建议和帮助,在选择所需图书、论文、专利等相关文献资料时做出最终决策。以热门图书网站推荐类网站为主要代表的典型案例,推荐热门图书的技术困难程度并不高,用户转化后的效果也并不一定很理想,所以这些网站在设计时就需要对其进行个性化的推荐。关于个性化推荐的研究比较多,精准度被普遍认为是衡量推荐制度体系的一个重要指标,受到了广泛的认可和重视。但实际上,仅仅单纯地考虑其精确程度仍然远远不够,好的推荐结果仍然应当能够带有创意的新颖性与惊喜。比如,一位大四的同学已经做好了准备就去借阅《数据结构》,他每次都会被老师要求进行借阅,无论自己是否愿意借阅。所以推议《数据结构》的结果仅仅是为了让被学生们更好地借阅一本自己本来要准备被医院借阅的图书。学生通常都会认为自己感到觉得这个小组所推荐的成绩和结果很不新颖,无法使他惊喜。因此,好的医院图书馆开展个性化推荐的服务应该不仅能够使我们更加准确地预测被用者的行为,而且使我们能够拓宽被用者的视野,帮助被用者发现那些虽然可能对自

已产生兴趣但却又不太容易被人发现的文献。大数据技术对医院图书信息服务的个性化和精准化方式包括以下几个方面：

（一）由单一的医院图书信息服务向个性化、差别式价值服务的转变

在移动互联网的新时代，大量数据和信息的爆发，手机客户对于使用的需求是面向多元化、个性化，医院也必然需要为其提供一种能够满足医院图书信息服务的定制化、差异化的服务。定制化医院图书信息服务大数据分析在移动端、互联网时代服务业发展中的应用，通过对每一类用户个体特征的综合分析，对每一类用户从不同的维度中进行了用户个体分类绘制画像，并对各个标签中的用户决策好了他们的需求，再与其海量通信内外部的服务内容相结合。从而改善和提升了医院信息服务的实效性。例如结合大数据技术的应用开发案例：由于某通信公司此次面向针对存量不同类型的手机用户需求群体特别推出"一号百通"，提升了手机用户群体黏性和使用价值，让针对移动宽带互联网和新时代的手机用户生活预期和具体业务需求可以广泛使用的功能范围更广，而这是某通信公司为了更好满足针对存量不同类型手机用户：衣、食、住、行、生活圈等更广泛的使用要求。移动通信服务公司积极充分地整合了公司的移动通信内外各业务领域的各种国内外主流的移动应用/外部服务资源，以对存量手机用户的移动手机号码作为对存量用户的移动身份验证的接入口，实现了对存量用户的移动手机号码认证，满足了对存量用户对于移动通信、理财、社交、购物、生活等多种形式多元化、跨境式的移动信息互联网络服务的使用和需求，培育了大部分的存量注册用户的移动信息使用和生活习惯，捆绑了注册的用户之后就可以随时继续进行网络上网，提升了"一号百通"公司自上线两个月以来，有效地不断提高了公司的存量注册用户的业务积极参与程度，开展了业务会议类型的活动65次，累计业务共积分注册组织业务参加活动的用户14万余人，业务活动申请提交总量5.1万笔，满意率最高程度达97%，产生了直接实体经济活动利润254.3万元。一号百度开通的注册使用者用户流失率明显远远低于其他公司全网网站平均注册用户，且其每日用户流量比其他大网高51m；异业合作价值品牌每年引流转型客户10万，价值品牌转型客户变现额高达85万元，户均运营服务费和客户投入成本同比大幅下降793%,异业交流合作客户黏性深化影响初步明显。

(二)创建医院图书信息的个性化黏性价值服务维系

为了满足用户的需求,多元化的医院图书信息服务在我国通信网络行业中需要提供各种客户服务。这些服务不仅仅局限于查询、投诉和咨询等基本服务,还包括更多形式的个性化服务。原有的服务形式,如语音、短信和流量已经不能完全满足用户的需求。因此,我们需要建立一个个性化且具有高黏度的服务体系,该体系涵盖通信内容、服务和通讯等领域。在通信网络行业中,多元化的医院图书信息服务意味着提供更多样化的服务内容。而传统的查询、投诉和咨询等服务已经无法满足用户的多样化需求。因此,我们需要创造全新的服务方式,以满足用户对于个性化服务的期望。同时,建立一个个性化黏度高的服务体系也是至关重要的。这样的服务体系能够更好地与用户产生共鸣,增加用户粘性,并促进用户对服务的信任和满意度。这个服务体系涵盖了通信领域的内容、服务、朋友圈以及通讯等方面,为用户提供更全面、更贴心的服务体验。总之,多元化的医院图书信息服务必须在通信网络行业中提供各类客户服务,而不仅局限于传统的查询、投诉和咨询等内容。创造个性化且具有高黏度的服务体系是关键,它涵盖了通信内容、服务和通讯等领域。这样的服务体系能够满足用户多样化的需求,并建立用户与服务的紧密联系。

文献检索系统是高等学院图书馆提供的主要信息技术服务之一。它具备准确和模糊两种检索方式,并以图书为基础进行检索。在准确的检索中,用户可以清楚地找到他们需要阅读的图书资源。而在模糊的检索中,用户并不知道具体书本的名称或其他相关信息,他们只是试图找到一些对他们有用的材料。检索与推荐一样,被认为是网站用户查找和分析相关信息的重要工具。虽然检索和推荐具有明显的区别,但它们都决定了必须处理的数据以及向用户返回的信息和数据在网站上通常是相似的。当我们谈论网站搜索和推荐的目标时,指的是满足网站用户对"新颖"的兴趣和需求。因此,检索需要具备精确性。例如,在进行检索时,我们只需直接输入"计算机",就能发现用户实际需要阅读的是计算机专业或技术类的书籍,还是非计算机专业但与计算机应用、运算、操控等相关的书籍。除了精确性要求外,检索还必须考虑如何优化和排序检索结果。

因此,对于一门重要的计算机专业课程比如"数据结构",它有着大量的教材可供选择,在检索过程中只需输入这个课程名称,返回的检索结果可以根据不同用户的需求以不同的顺序排列。例如,对于馆员来说,高等教材和英文课本可以排在前面;而对于初学者来说,入门教材可以排在前面。这进一步提高了检索结果排序的准确性和合理性。由于相较于推荐中的标题,检索对精确度和个性化的要求更高,因此精确度在检索中尤为重要。

(三)利用大数据技术对医院图书馆服务的个性化推送

为了实现医院用户服务的自动化管理,推送医院信息系统利用多种科技信息手段,及时推送对用户有兴趣的相关信息,以满足其需求。推送信息系统不仅可以有效充分体现医院利用数字图书馆,以提升用户体验为服务核心的信息服务体系管理指导思想,同时可以促进医院全体员工更多和积极主动地自愿借助数字图书,更加高效充分利用各种优质文献信息资源。而且如果实现了具体文献自动推荐和个人检索的自动功能则仅仅需要通过用户建立一个非常基础的并由用户自动绘制好的画像,利用每个推荐人的操作偏好设置来自动进行具体的文献推荐和实现个人个性化的文献检索。这也被人们认为仅仅是一种推送信息方式的组成部分。因此,医院图书馆的网络个性化信息推荐其中的一些重要处理技术,比如网络协同信息过滤就完全不能可以用来作为信息推送处理系统。基于数据检索与信息推荐管理技术的医院图书馆馆务信息检索推送管理方式往往可以互相交叉结合进行运用,相辅相成互助,为促进医院图书馆的馆务信息检索推送管理工作开展提供了有效的技术路线。但是,推送一个网络信息系统还是非常需要网络设计和系统开发者提出更多推送渠道出来,它们比如通过推送移动智能设备和平板电脑等智能手机软件平台来向在校老师学生推送自己非常感兴趣的学术科研书和学术论文,或者通过发送电子邮件来定期推送唤醒身边不够积极的科研人员等。所以,需要重新考虑如何拓宽普通用户的视频画像信息来源以实现更全面的用户推送信息功能。推送整个系统时就可能需要对每个用户的专业背景个人资料、历史信用情况等作出较大的角度考量。

在医院公共图书馆的服务个性化信息服务体系系统设计中,推荐式服务算法系统被视为一个关键的服务核心,其设计质量直接影响整个服务的效率和质量。目前,主流的混合推荐分析算法可以分为三种类型:基于不同关联式推荐规律的混合推荐分析算法、基于不同内容的混合推荐分析算法,以及协同过滤式的混合推荐分析算法和混合式的过滤式推荐。在当前大数据挖掘时代的发展环境下,医院亟需将技术与大数据挖掘相结合,创新算法,并应用医院关联数据分析、聚类、分类、回归等多种方法,不断改善医院的推荐算法。通过提高算法的分析精确性、创新度和优秀性等方面,有效提高医院用户对推荐的满意度。

基于关联规则的推荐算法。关联规则已经成为目前的主流推荐方式和技术之一,并且关联规则本身也就是在大量的数据挖掘方面领域的一项重要技术。最经典的关联原理和规则在零售业领域进行了商品和货运的分析。在我国高等医院图书馆提供的各种个性化信息服务中,关联规则的功能可以广泛地应用来研究和发现与该系统的使用者和他人之间的关联关系,发现和利用该系统的使用者同时频繁地访问该系统的文献,从而有效地协助该系统在更多用户浏览、下载、或者是借阅过程中向其他人提供与该系统密切相关的信息。基于关联规则的网站推荐算法首先是依靠当前网站中的所有用户网站和文献中所使用的大量数据产生关联规则、然后将这些数据结合当前网站中的用户对网站进行浏览、查看的行为来分析进行推荐。因此,当系统中每一份用户的文献中都使用了大量的数据转换而形成了一个大数据时,就需要采取一种新的方式,即面向大数据分析的关联规律进行挖掘。

基于内容的推荐算法。基于文献内容的推荐算法是根据各个文献之间的相似度来进行推荐、分类、优化、高效、低精度、高效、低精度、高效、低精度、高效、低精度、高效、精准的文献内容分类、建立了用户档案的模型,然后从众多文献中挑选出与用户档案相近的文献、以及以此为依据进行评分甄别的部分来推荐给其他用户。

协同过滤推荐算法。协同过滤推荐技术是目前最为成功的一种推荐技术,主要可以划分为三大类,包括基于客户、基于物品和基于模型的协同过滤。

　　基于用户的协同过滤推荐。在全国医院图书馆中心开展的邻居个性化推荐服务中,基于其他目标邻居用户的集中协同推荐过滤综合推荐筛选算法首先从其他目标各个邻居集合用户集中开始依据其对于该邻居文献的深度评估和使用日志分析来集中进行各种邻居用户之间的相似度综合计算,然后依据相似度计算得分的平均水平和得分高低从其他目标各个邻居中依次地筛选取同其他各个目标邻居用户最相似的若干个目标邻居集中用户,然后依据这些若干个目标邻居集中用户的共同兴趣爱好进行情况分析来为其他各个目标邻居用户集中进行协同推荐。使用用户聚类数据挖掘分析技术就能够大幅度地有效提升用户推荐分析结果的设计创意和新颖。根据这种聚类生成算法所说的需要聚类生成的数据簇实际上本身就是一组不同数据分析对象的一个集合,同一簇集合中的数据对象在某一特定时刻都不仅具有明显的数据相似性,而且与其他簇集合中的数据对象明显具有差异。聚类组合算法众多,包括高度划分组合聚类、密度组合聚类、层次组合聚类,网格组合聚类。基于类和a型两类不同用户的图书大数据节点进行聚类的中国图书用户协同综合推荐系统示意图,首先通过采用聚合分类法的方式分析合并了不同用户群的节点类别,然后通过综合分析计算不同的图书用户节点类别之间的相似度多程度,发现类和a型两类的不同用户与类和c型两类的不同用户相似度多、便为类和A型两类的不同用户类别量身定制推荐两类的不同用户最感兴趣的各类图书。聚类内容挖掘技术可以有效帮助用户提升网站的内容新颖性,并提高推荐效果。

　　基于物品的协同过滤推荐。基于各种物品之间的协同过滤技术能够通过对各种物品之间的类型和相似性进行推荐式预测。在高等医院图书馆提供的个性化服务中,计算了目标用户的已经被评估文献与待被评估文献的相似程度,并给出了一份待被评估文献的评估预测,可以有效地将文献聚类,提升了推荐结果的新颖性。

　　基于模型的协同过滤推荐。基于该研究模型的图书协同数据过滤方法主要是通过对收集到图书用户的相关历史和其他与图书有关文献的历史评价及相关信息数据进行综合研究和分析学习而逐步发展形成的;以收集到的用户历史模型信息为依托进行研究的主要依托是图书史学评估与文献预测。在这种结合大数据的应用环境下,可以通过综合考虑充分利用概率模型、贝叶斯网络、人工神经网络等先进的协同数据挖掘和分析技术,从而轻松地实现基于这些大数据模型的各种协同数据滤波。通过大数据挖掘和该算法通过一次训练利用历史数据模型获得一个模拟量,然后按这个数据模型对国家图书馆的专业用户进行数据推荐后输送到相应专业图书馆和文献中。

混合推荐算法。混合通用推荐分析算法通过分析综合多种通用推荐分析技术组合后所分析产生的多种混合推荐分析结果,为推荐用户自动统计生成最终混合推荐结果排行榜。混合数字推荐处理技术不仅能够充分弥补和有效避免不同传统数字推荐处理技术在各自应用领域之间的特殊弱势区别、特殊优缺点区别、特殊劣势区别、价格差异。模型中的加权级联相互融合与其他模型中的加权级联相互融合分别被认为是两种主要用于引入使用者进行模型中级联融合。模型回归问题中的模式线性加权融合的回归问题算法属于一个非常典型的模式线性回归融合问题,除了模型线性加权融合,所有的其他典型回归问题算法都被广泛应用在其他模型的线性加权融合中,例如人工神经网络。通过广泛采用这种大数据综合回归分析算法,可以大量小幅度地有效提高数据分类图和推荐数据结果的分析精确度。

(四)大数据挖掘技术在医院图书馆中的个性化检索和推送中的应用

在当前大数据时代的医院图书馆中,个性化服务需要进行全面考虑。除了传统的个性化推荐外,大数据挖掘还应可以实现对用户的个性化检索和推送。在个性化推送中,可以通过聚类方式将用户群体分组,并综合分析每个群体的特点,为不同人群的用户选择不同的文献资料。搜索引擎中的连接分析、排序算法、相关性分析模型等都是运用先进的大数据挖掘技术手段来提高准确性的例子。例如,对于查询信息,网站用户常常进行归类处理,这是一种常见的应用方式。在此过程中,要充分运用大数据挖掘技术手段,以改善和增强个性化服务的精准度。

第四章

大数据技术在医院图书信息管理中存在的问题

　　近年来,中国的互联网和大数据产业快速发展,已进入爆发阶段。然而,由于成熟的专业技术人员培养体系还没有得到完善,直接造成了人才不足的现象日益凸显。"我们当前所面临的最严重的一个问题便是应用环境与场景及其人才问题,而且应用环境与场景之间的问题更是需要一段时间,而且人才的问题更是我那么多年遇到的最严峻问题。"鄂维南介绍。人才的大量缺乏直接制约着我国大数据经济时代的全产业链和技术创新的快速发展。清华医院应用计算机学与科学工程系特聘名誉客座助理教授武永卫在一篇报道中对其披露的与应用大数据相关资料进行了分析表明,未来3至5年,中国应用大数据将为全社会至少需要180万名各类大数据及相关专业高级技术管理人才,截至目前,中国的各类大数据及相关专业高级技术管理人才其从业人员仅为30万左右。Linkedin(领英平台)今年发表的《2016年中国互联网最热职位人才报告》则再次明确指出,数据综合分析将会使其成为当下几年中国国内互联网金融行业职位人才招聘市场需求最旺盛的6类专业人才招聘职位之一。

　　与此同时,大数据产业对于人才选拔的标准正在不断演变。最初,对于大数据技术专业人才的需求主要集中在技术研发、系统架构开发、数据仓储技术研究和移动互联网应用等技术方面。这些需求主要以互联网技术和计算机技术为基础,所以大部分专业人才来自这些领域。然而,随着我国大数据产业向各个领域渗透,对优秀人才的要求也在扩展。现如今,大数据产业需要既懂技术又具备行业经验的专业人才。他们需要深入了解行业背景和市场趋势,能够将数据分析与业务策略相结合,为企业提供准确的决策支持。此外,文科背景的人才也逐渐在大数据产业中崭露头角,因为他们可以从艺术、人文等角度出发,为数据分析带来新的视角和思考。同时,对于大数据人才的软技能也越来越重要。沟通能力、团队合作能力、创新思维以及问题解决能力等软技能对于大数据团队的成功至关重要。因为大数据产业的本质在于将海量的数据转化为有价值的信息,而这需要各方面的人才共同合作,发挥各自的专长。为了适应不断变化的大数据行业需求,高等教育也在逐渐调整专业设置,培养更加全面的大数据人才。不仅要注重培养技术能力,还要加强学生对行业和市场的了解,提升其综合素养和创新思维能力。

总的来说,大数据产业的发展对人才选拔提出了更高的要求。不仅需要具备硬技术实力,还需要有业务理解能力、沟通合作能力和创新思维,以适应不断变化的行业环境。随着大数据产业的进一步壮大,我们可以期待更多多元化且具备综合素养的人才涌现。

一、缺乏大数据管理专业人才

各类图书馆员的专业知识能力结构管理角度分析来看,图书馆学技术专业其实是一门具有综合性的人文交叉技术科学,图书馆的技术从业人员一般可以将其划分成为各类图书馆学的自然科学技术专业和本馆人文科学技术专业两种三大类型的人才,在对于各类图书馆的专业管理发展过程和其中导人模糊的知识管理就是因为需要我们能够充分考虑认识到各类图书馆员的基本专业知识特长、文化底蕴、个性特征及其逻辑思维发展定势,并且这就需要我们结合具体图书事业和服务工作的实际发展特点,合理地组织调配好各类图书馆员,使他们能够得以有效获取长补短,构成了一支适合于各个行政职能部门、各个图书业务管理机构以及各种图书后勤服务机构同时进行各类服务工作的最优图书服务管理团队。

(一)大数据管理专业人才背景分析

我国现正在迈入新旧经济动能转换的关键阶段。互联网和移动终端技术被视为促进产业转型升级的强有力手段,迫切需要与传统产业进行深度融合。因此,产业的发展对大数据专业人才提出了更高的要求,他们需要同时具备大数据知识、技术以及相关行业的熟悉程度。市场对于拥有综合技能的大数据专业人才的需求也在不断扩大。

在大数据领域从事研究的专业技术人才较多,他们主要集中于产业链的第一线和大城市。北京、上海、深圳、杭州和广州被普遍认为是中国互联网行业信息基础技术不断进步和协同发展的行业先驱者和引领者。我国正处于新旧经济动能转换的关键阶段,互联网和移动终端技术作为推动产业转型升级的强有力工具,正在与传统产业深度融合。这样的产业发展对大数据专业人才提出了更高的要求,他们需要不仅懂得大数据知识和技术,还熟悉相关行业。大数据领域的研究人员众多,主要集中在产业链的第一线和大城市。北京、上海、深圳、杭州、广州等五个地区被普遍认为是中国互联网行业信息基础技术不断进步与协同发展的行业先驱和引领者。一批古老的中国互联网信息龙头企业和新兴的互联网独角兽创业公司已经全部集聚在这五个大数据城市。这些城市已基本具备了互联网医院信息大数据技术和相关行业发展融合协同的基础性技术土壤,也聚集并培养了大量优秀的互联网医院信息大数据技术和信息基础工程技术人才。这五个主要的大数据城市在员工经济社会发展创新能力和管理水平方面较高,并提供良好的薪酬福利待遇。这些城市的大数据技术医院人才拥有较高的文化素养,为年轻人的职业成长和发展创业提供了全方位的市场环境和基础条件,吸引和保护了大量资深的医院大数据技术专业人才,并培养了与医院大数据技术相关的跨学科专业的应届本科毕业生。根据统计数据,截至2018年底,全国拥有约200万大数据医院核心技术专业人才,其中这五个主要大中城市拥有的核心人才数量占比累计达到47.5%。因此,大数核心人才的储备一直属于第一线的领域。

当前,随着大数据时代的到来,我们国家的人才结构仍需进一步优化。由于在大数据相关技术方面,我国在众多领域都处于先进和前沿地位,因此大数据相关产业的发展必须依靠高层次、专业化的人才和技术手段作为基础和保障,以避免在核心技术领域遭遇突破和能力不足的困境。然而,目前我们在全国范围内的覆盖情况显示,大数据时代中的优秀人才中,拥有本科以上或研究生学历的人才占比最高,而只有22%的人才拥有本科或研究生学历。截至2018年底,全国(不包括港、澳、台地区)的大数据核心技术专业人才数量仍有60万人的空缺。此外,大数据人才的分布不均,主要集中在互联网和金融等新兴行业,导致我国制造业等行业在转型升级过程中面临严重的人才缺乏问题。从整体经济角度来看,数字中国建设、产业转型升级以及医院云端应用推动等,都将对大数据核心技术人才市场产生巨大需求和市场需求,但现实需求对人才培养的规模和数量造成了适应困难,进一步加剧了大数据人才的短缺现象。根据预测,未来一年内,全国对大数据核心技术人才的需求将达到230万人。

从整个城市的发展角度来说,北京、上海、深圳、杭州、广州都已经属于我们正在进行中国大数据信息技术行业人才大量储备的第一五个层次,大数据信息技术行业人才储备总量最多,但是人才需求量也最大。目前,这些主要试点城市的与工业大数据应用有关的重点产业融合发展仍然具有一定优势,尤其主要是由于人工智能已经逐步成熟并已经得到了广泛发展运用,亟须大批善于学习人工编程、人工计算并做平台技术研究和应用开发的专门和高技术型应用大数据专业人才。河南已经隶属于我国大数据应用时代河南地区人才资源储备重要的第三梯队,大数据应用时代河南地区人才资源储备少,而且如果河南地区建设为我国国家大数据(现在的河南)产业综合应用实践性创新试验区则必然会需要大批进入大数据应用时代的专业技术人才,因此根据河南省人才交流中心2019年9月第二个季度发布了河南省对于全省公共性专业技术人员信息服务中介组织专业技术人员招聘信息服务市场发展情况调查分析报告结果表明,河南各个省和地方的人才产业结构正在加快调整实现转型创新升级,大数据应用时代所直接涉及的各个领域新兴技术医院应用岗位的初级就职技术人员人才需求规模不断扩大且岗位就业人数增速明显更快,岗位在职人员资源短缺明显,供给严重过剩,大数据、人工智能等信息技术应用领域的人才薪酬待遇水平明显比其他新兴行业高。大数据相关技术应用领域的不断迅猛发展,导致许多一线城市都普遍存在着培养大数据相关技术专业人才的巨大缺口。

（二）面向医院图书馆的大数据管理专业人才类型

大数据分析技术的重要性和战略意义不仅仅在于人们掌握了大量各类数据，更关键的是对这些数据进行专业化的分析和处理。换言之，将加工和应用大数据结合起来，类比为一种新兴产业，其长期可持续的服务效益取决于医院图书馆在加工大数据方面的能力提升。只有通过加工才能实现对医院图书馆数据的增值。大数据分析技术的重要性和战略意义在于提供了深入挖掘数据价值的工具和方法，而不仅仅是拥有大量数据。通过专业化的分析处理，我们可以从海量数据中找到具有特殊技术意义的信息。将大数据加工和应用相互结合，可以视为一种新兴产业，其成功的关键在于医院图书馆要不断提高对大数据的加工能力以实现数据的增值。因此，医院图书馆需要注重提升其加工大数据的能力。只有通过加工，才能从大数据中获得更高的价值。医院图书馆可以借助大数据分析技术，深化数据的挖掘和应用，从而实现长期可持续的服务效益。通过不断提高加工能力，医院图书馆可以为各类用户提供更有价值的数据服务，进一步提升其在市场上的竞争力。

1. 面向医院图书馆的大数据系统研发工程师

大数据系统研发工程师承担了整个大数据系统的研发任务。他们的职责包括构建各种类型的非结构化医院图书馆大数据业务管理模型，实施大数据库的仓储和构建、优化应用数据库的系统架构，设计核心业务系统的解决方案和软件。此外，他们还负责日常管理操作和对系统运行状态进行实时监控。对于任何一个医院信息技术组织或研究机构来说，拥有具备专业能力的人才是构建一套大数据系统所必不可少的。

2. 面向医院图书馆的大数据应用开发工程师

大数据应用开发工程师专业人才主要能够负责自己设计搭建一个行业大数据的行业应用开发平台以及自己设计和执行开发各种分析行业大数据的医院图书馆信息管理应用程序，他们必须具备能够自己熟悉应用工具或者应用算法、编程、优化以及对应编程模型，他们必须能够自己研发各种基于行业大数据相关技术的行业应用程序和各种行业内部的应用解决模式方案。其中，ETL（数据仓库技术)的大量数据开发者本身实际上就是很抢手的一个大型数据开发专业人才,他们所经常需要直接做的一件事情就是从不同的资料来源中直接地抽取自己的资料和数据,转换并直接将其导入自己的大型数据仓库以便他们能够同时满足自己和其他医院的不同需求,将分散、异构的大数据通过资源和其中的一些重要资料例如一些具有相互关系性的资料数据、平面上的一些资料和图书信息等直接对其进行了抽取整理归类出来,然后再把这些资料和信息通过自己的资源直接地加载起来放置在临时数据中间层之后再对其他资源进行了数据的清洗、转换、集成,最后再把它们直接地加载起来放置在自己的数据仓库,成为自己的资料是挖掘重要理论资料和数据依托,为他们提取不同职业类型的所有人都需要做的资料数据创造了有利条件。

3. 面向医院图书馆的大数据分析师

大数据分析师主要负责数据挖掘的研究,运用算法去解决和分析存在的问题,让这些数据揭示出真实的信息,同时,他们也促进了数据解决的方案不断地得到更新。随着我国数据集的应用范围和规模越来越广泛,市场对于一些相关便宜的数据处理技术的市场需求将在未来几年继续保持持久性快速增长,而且拥有Hadoop(海杜普)框架设计经验的专业技术人才也可以说是最为抢手的一批大数据专业人才,他们目前正在做的就是热门数据分析师。

4. 面向医院图书馆的数据可视化工程师

数据可视化工程师的主要职责是利用各种新型图形化统计工具和技术手段开发应用,将从各种高质量大数据中搜集和分析得到的信息进行综合。他们致力于深入分析和及时揭示与大数据相关的应用发展过程中的复杂技术信息,以帮助医院用户更好地了解和掌握各种大数据应用的综合开发。通过学习和运用新型的综合数据库和可视化分析技术,数据可视化工程师有望成为备受用户欢迎的专业大数据开发人才。他们的工作将使医院能够清晰准确地分析数据,及时掌握应用的发展趋势,从而推动医院的发展和进步。

在他们的工作中,数据可视化工程师需要经常与其他数据分析专业人士合作,共同寻找并实施创新的解决方案,以从大数据中挖掘有价值的洞察信息。此外,他们还需要能够有效地沟通和演示数据分析结果,并向医院用户提供相关指导和培训,以确保他们正确理解和应用这些结果。

此外,数据可视化工程师还应具备良好的问题解决能力和团队合作精神。他们需要能够理解医院用户的需求,并灵活地调整数据分析和可视化方法,以满足不同应用场景的需求。他们还需要与团队成员紧密合作,共同完成项目目标。

总的来说,数据可视化工程师在大数据应用开发中扮演着重要角色。他们通过利用先进的图形化统计工具和技术手段,帮助医院用户准确分析和应用大数据,推动医院的发展和创新。通过不断学习和掌握新的技术和工具,数据可视化工程师将成为备受欢迎的专业人才。

5. 面向医院图书馆的数据安全研发人才

数据安全研发专业人才在医院图书馆中起着重要的角色。他们负责管理各种大型服务器、存储设备以及数据安全方面的工作。另外,他们还负责规划、设计和组织实施医院图书馆网络和信息安全等项目。对于大量数据安全相关技术方面的具体知识需求迫切。这些专业人才需要掌握数据安全知识,并且具备较强的管理经验,以确保医院图书馆内部的大数据系统构建和应用单元的数据安全。

数据安全研发专业人才承担着关键任务,他们的工作涉及到医院图书馆的核心基础设施和敏感信息的保护。他们需要不断更新自身的知识,跟踪新兴的数据安全技术和趋势。此外,他们还需要具备良好的沟通协调能力,与各个部门和团队进行合作,确保数据安全策略在整个医院图书馆范围内得以有效实施。

除了技术知识和经验,数据安全研发专业人才还需要具备一定的管理能力。他们需要制定和执行相应的数据安全政策和标准,监控和评估系统的安全性,并及时应对潜在的风险和威胁。另外,他们还需要进行数据备份和恢复方案的设计和测试,以确保在意外情况下能够迅速恢复数据并降低损失。

数据安全是医院图书馆运营过程中不可或缺的一环。拥有专业的数据安全研发人才,医院图书馆能够更好地应对数据泄露、黑客攻击等安全威胁,保护用户的个人隐私和机构的敏感信息。因此,加强对数据安全研发专业人才的培养和引进,提升其技术水平和管理素质,对于医院图书馆的发展至关重要。

6.面向医院图书馆的数据科学研究人才

数据科学的研究是一个全新的领域,它能将各个事业单位和公司的大数据以及信息科学技术转化为有用的数据资料,并具备商业价值。随着互联网+大数据时代的到来,越来越多的人开始从事研究工作,或者直接涉及更多的大数据。这就迫使我们需要一批更有数据科学意义的专家加入其中。通过他们的实践和研究,他们能够直接解释我们的数据分析结果,并提供给IT相关部门和其他行政管理机构进行监督管控。此外,他们还可以作为理性的沟通桥梁,连接海量数据和管理者之间的沟通。为了胜任这一角色,数据科学的专家不仅需要具备数据专业和分析师的能力,还需要具备经营管理者的知识。因此,他们也成为非常抢手的数据管理人才。

总之,从相关专业方面看,编程能力、数据分析、算法设计等与相关专业技术知识的培养是我们在医院图书馆招聘大数据相关专业人才中最需要重视的一个焦点。近几年随着我国数字经济的快速发展和行业转型升级的步伐加快,对于与大数据相关专业人员的知识、实际应用能力都已经提出了更高要求,目前我国市场上对于与大数据相关专业人员的知识、实践和服务水平以及其所需要的信息资源供给很难充分地满足他们发展的需要,紧缺一批人才就没有办法进行流程撰写、设计算法、搭建体系结构、理解整个大数据行业的具有综合素质的人才。

二、用户隐私安全问题

(一)账号安全问题

在当前的互联网和大数据时代,人们已经完全可以直接地通过移动和互联网的方式与他人进行信息和社交,并且还已经完全可以同时登录拥有多个移动和互联网络的账号,通常情况下,为了便利和回避遗忘,人们大多会选择采用同一个移动电话号码或者只要是电子邮箱的方式来直接进行账户登录和注册,而且各种网络运营商之间的关系主要是相互协调和共享,即使用同一个移动电话账户即可直接登录很多移动电话网站享受服务。另外,在这个移动和互联网新时期,人们往往会在网上直接进行购物或者银行转账等,注册时都需要仔细地填写自己本人真实的数据和资料,因此这些真实的数据和资料就很有可能被完全地保存和记录下来,一旦特定的账号遭到盗窃或者被盗,其他用户的安全问题也将必然地面临着严重的威胁。

(二)隐私安全问题

在当前的互联网和大数据时代,人们通过各种社交媒体和网络进行信息的搜集、聊天和共享图像等活动,其中包括地理位置和旅游者的行踪等信息已经被大数据化。这种情况使得搜集、访问和传播这些信息变得非常容易。然而,数字信息具有长期持续性和易于复制的特点,这使得不法分子也能够轻易地获取这些信息。同时,一些应用软件的设计和安装要求我们向其公开个人信息,我们的数据也必须允许他们读取和修改,否则就无法进行实际的应用。在这个大数据时代,网络运营商搜索、分析和整理共享我们各个方面的信息和资料。然而,正是在这个过程中,网络运营商有可能使用某种途径将看似没有直接联系的数据进行相互匹配,导致个人信息泄露,这成为工作和日常生活中的一大安全隐患。因此,我们必须重视个人信息保护的重要性,并采取相应的安全措施,以确保我们的隐私和数据安全。

(三)智能终端的数据安全威胁

在互联网和大数据的时代,智能终端所设计出来的数据安全性问题就变得极其关键了。当前,我国已经发展成为世界各地区和全球规模最大的智能终端使用和销售市场。这些可以让随身运行的终端都将存放着很多个人的数据资料。为此,在开发和使用这些智能化的终端设备时,人们始终对于其他个人数据和信息安全问题感到有点恐惧,而且智能化终端设备中数据的安全性问题已经逐渐地成为威胁到我们个人隐私安全的一个重要因素。大数据安全问题主要表现为以下主要几个方面:

1."网络攻击"已经呈现愈演愈烈的趋势。如今,各种形式的网络攻击都能直接获取数据信息,具有极高的隐蔽性和侵犯个人隐私的特点。在这个以技术为主导的新时代,数据的收集和保护成为竞争的重要环节。从信息安全和个人隐私保护的角度来看,大数据时代为广大移动互联网用户群体创造了更加开放透明的环境。随着互联网的发展,网络攻击日益增多。因此,在这个以技术为核心的新时代,数据的收集和保护变得非常重要。从信息安全和个人隐私保护的角度来看,大数据时代为普通移动互联网用户提供了更加开放和透明的环境。

2. 在数据科学技术(Data Science and Technology,简称DT)的新时期,我们面临着一个兼容并存的挑战:开放性和安全性。我国的大数据发展带来了开放的机会,同时也引发了对数据安全的日益关注。大数据安全问题已成为"互联网+"新信息化时代面临的核心挑战,这种安全问题需要在线上和线下相互融合的基本特征。过去解决网络安全问题的主要思路是通过划定网络边界,在每个边界上设置网关装置和流量控制装置,以保护边界的安全。然而,随着移动互联网和云服务的兴起,这些传统意义上的网络边界已经消失。信息安全的潜在问题和安全风险不断增加,异常安全风险和网络安全漏洞等严峻的安全威胁。传统的信息防范式和检查型安全技术在应对这种新形势下的发展趋势和新要求方面逐渐显得力不从心。因此,我们需要寻找适应这一安全新形势的发展趋势和新要求的安全管理措施。仅仅依赖传统的网络边界保护已不够,我们需要探索更加灵活和先进的安全机制。这包括加强对移动互联网和云服务的安全监测,加强对网络流量的分析和实时检测,以及引入智能化的安全保护系统,以提高整体的网络安全能力。此外,还需要建立多层次、多维度的安全防护体系,包括网络安全法律法规的完善和执行,企业组织内部的安全培训和意识提升,以及社会各界的合作与协同。只有在全社会的共同努力下,我们才能更好地应对大数据安全所带来的挑战。在这个新的时代里,我们既要迎接开放的机遇,也要保护好安全的底线。只有在开放和安全并行发展的道路上持续努力,我们才能实现数据科学技术的可持续发展,并为社会创造更多的价值。

3. 难以使用有效的授权手段向每个用户角色提出授权申请,实现对用户角色的有效预设;难以有效检查、控制对于应用开发人员的异常访问应用行为,防止对于用户过度依赖大数据应用进行错误分析、预测、连接。在移动互联网和移动大数据的新发展时代,很多从业人往往认为这些数据在我们进行信息搜索和数据收集的过程时候并不一定能够完全知道它们的数据用途到底在哪里,往往都认为是通过二次开发为他们自身创造了新的价值,医院图书馆可能没有什么办法事先通过数据信息分析来明确告诉他们一个目前用户尚未完全理解的数据用途,而且一些人和个人也可能没有什么办法完全同意这种尚未或是完全属于未知的数据用途。所以这样一种威胁状态是值得我们去面对和需要思考的问题。

(四)大数据带来的网络安全和用户隐私问题

1.医院图书信息平台依托于一个大数据的类型 NoSQL(非关系式类型数据库),它们之间缺少了保证数据安全的连接机制。从国家基础信息技术的力量角度进行分析总体来看,依托于国家基础信息技术的力量是 NoSQL(非关系式类型数据库),当前被广泛用户采用的就是 sql(关系型加密数据库)这项关键技术,经过长期的技术改进与不断完善,在有效保障用户数据安全性的一方面对其设置了严格的访问控制及对用户隐私数据信息的加密管理工具。大数据的机密信息主要是由其自己能够承受和能力所具有的机密方式自然也就是多种多样,比如云和物联网、移动端和互联网、PC 以及一些已经覆盖整个人和世界各个时间点和角落的机密信息传感器,数据的来源也都是分散的。自然存在的机密状态,使得很多组织难以准确定位和管理维护所有这些机密的数据。NoSQL(非关系式类型数据库)由于允许不断为数据库的记录类型增设安全属性,其更为前瞻的数据安全性也就因此变得更加极为重要,对于医院数据库的安全管理人员也因此提出了一系列新的安全需求。

2.社会工程学中被攻击所造成的安全事故。在社会工程学中,安全事故是由攻击引起的。社会工程学研究具有无技术性、低成本和高效率的特点。与其他攻击方式相比,它最主要的区别之一是利用受害者的身体和精神弱点进行攻击,而不是依靠高超的技术。在大数据时代,个人和群体的信息安全管理至关重要。即使技术和防护措施已经足够严密,如果个人对信息安全的意识淡薄,那么无法有效保障个人的信息安全。由于社会工程学中的大数据具有海量性、混乱和复杂性,攻击目标不明确,因此网络攻击者往往选择采用社会工程学方式来提高攻击效果。

　　这种新型网络攻击有许多典型案例。例如,一个黑客曾成功攻击某个网站论坛上的用户,导致该用户无法正常注册。然后,黑客假装成网站管理员,以保护网站安全为名向其他用户发布需要提醒的信息,并索要其他用户的注册登录账号和手机密码。通常情况下,这些用户可能会将自己的手机密码和注册账号发送到网络并传递给其他黑客。此外,一些人们还利用微信冒充朋友中奖、假借社交网络骗取他人的个人信息,或者通过信用卡挂失等手段进行诈骗。新型网络攻击的发展使得社会工程学在安全领域引起了广泛关注。为了有效预防这类攻击,我们需要不断提升公众的信息安全意识,并加强技术和防范措施的应用。只有综合运用各种手段,才能更好地保护个人和组织的信息安全。

　　3. 在这个数字化时代,软件不仅是我们日常生活的一部分,也是网络和大数据安全的一个薄弱环节。云计算和大数据技术成为了现代社会的基石,而软件自然成为了整个IT系统的核心。然而,我们必须认识到,软件也存在一些潜在的风险和漏洞。据报道,包括IBM和EMC在内的各大科技巨头制造并销售的智能硬件产品,诸如内部存储、服务器以及运算设备,几乎都采用了由美国和其他国家代工的技术。这导致对网络信息安全和监听技术的监管变得非常困难。软件作为最重要的基础技术之一,同时也是一个脆弱的环节。软件供应商只需在系统主板上添加一个特殊芯片,或者设计一个特殊路径来进行处理,而测试者通常只会按照协议功能进行测试,完全无法察觉软件中预留的后门。因此,我们必须认真对待软件安全问题,并采取措施加强软件安全性的保障。这涉及到加强软件开发过程中的安全性控制,以及加强对软件供应链的管理和监督。只有这样,我们才能更好地保护网络和大数据的安全,确保软件不成为黑客入侵和监控的通道。

　　如果我们没有一套完全自主、可控的网络信息安全检查和解决方案,以及各种安全防护机制和加密保护措施,那么这些措施就毫无意义。因此,近期对源代码安全审计的重要性逐渐凸显,成为安全防护技术中一个十分关键的学术研究领域。在我国现代网络中,将网络自主安全管理和运行控制的责任直接交给"他人"是最危险的安全行为之一。这就好比将自家的黄金钥匙全部交给一个外人,完全失去了对自己财产的控制权。为确保信息安全,我们必须拥有自主的安全技术和管理能力,不能心存侥幸,盲目相信外部的协助。只有这样才能有效保护网络安全,守护国家信息资产的安全。

4. 文档的安全管理面临着巨大的挑战。文档是整个组织重要资料和运营核心的载体。大部分数据存储和处理通常在第三方平台上进行,其中包含许多部门和个体的敏感信息,因此文件的安全性和隐私权成为一个重要问题。

尽管文件访问控制保护提供了对文件进行访问控制的功能,例如 Linux 操作系统自带的文件访问控制机制,通过列表保护可以广泛用于限制对文件的编辑操作。然而,大多数文件保护机制存在一定程度的安全问题,它们往往需要依赖操作系统的各种功能进行验证,因此仅仅依靠整个操作系统的安全性是不够的。但是对于操作系统来说,它也是互联网攻击的一个节点,因此成为攻击的最高目标之一。为了确保文档的安全,组织应该采取综合性的安全管理措施。首先,建立完善的访问权限机制,确保只有经过授权的人员能够访问和操作文件。其次,加密敏感数据,以防止未经授权的获取和篡改。此外,定期进行安全审计和漏洞扫描,及时发现和修补潜在的安全漏洞。同时,加强员工的安全意识培训,提高他们对文档安全重要性的认识,并防范社会工程攻击等风险。文档的安全管理是一个不断演进的过程,需要组织保持高度警觉并随时适应新的安全挑战。只有采取有效的措施,才能确保文档的安全,保护组织的权益和利益。

5. 大数据信息存储的系统安全性是一个重要考虑因素。由于这些大数据将来就会直接导致其应用数据量将会呈现非线性的快速增长,而且复杂多样的各类应用数据被集中有效地管理存储在一起,多种不同应用的数据并发处理操作同时运行和频繁、无序地重复使用等等种种状况,有时候很可能会因为数据类型或者存放的顺序错位等种种原因,造成对各种数据库类型存储的管理混乱,这些种种原因直接导致了网络信息安全的整体管理出现失误或者缺乏不合理的规范。现有的中型数据信息存储和安全要求防护技术控制措施已经基本无法完全能够满足所有的大数据安全管理要求,安全问题防护的主要技术手段措施若不完全能够与所有的大中型数据信息存储和相关应用的安全管理要求防护进行实时同步有序地自动升级和及时更新,就很有可能会在整个系统中同时出现对于现有大数据信息存储和安全要求防护的重大技术管理漏洞。

6. 中国互联网大数据安全及搜索引擎面临重要挑战及发展困境。现在,我们迫切需要一种更高效、智能便捷地处理、分析和整理大数据的新型计算理论和应用技术,以及更适应不断增长的全球大数据处理需求的方法。尤其需要应对快速变化的实时数据处理环境和越来越多非典型结构化大数据的广泛应用。大数据安全分析搜索引擎服务通过收集、整理和分析海量安全数据资源,并进行分类归纳,极大地帮助人们快速、高效地获取必要的安全信息和相关资料。

而大数据安全对搜索引擎技术的安全挑战主要来自于以下方面:一是涉及考虑整个通信用户网络的安全,包括用户感知和兴趣数据模型的实际使用安全以及对用户私有的大数据资源进行实时访问的安全管理和风险控制安全。传统的安全搜索引擎技术在通信网络发展过程中常面临潜在的网络安全威胁,比如通信用户的个人资料可能会在网络上传输时遭到恶意窃听,或者遭受恶意搜索木马、钓鱼软件网站等攻击。此外,通信服务器端的终端也可能利用各种通信安全网络技术来获取用户个人隐私,增加了安全风险的存在。

7. 基于互联网和大数据的技术性挑战。通过收集各个地区和不同发达国家的各种不同类型的信息和数据,利用这些信息技术手段来准确地找出潜在的风险情况和势头。

基于这种利用大数据的一种网络安全威胁和数据发现分析技术虽然本身已经具有以下几个主要优点,但它目前仍然一直存在一些主要问题和重大挑战:一方面,大数据的信息搜索和数据收集很难做到能够同时做到全面,它的这种片面性往往甚至会直接影响导致数据分析预测结果的严重错误和性能偏差。为了准确地收集和分析大量医院的个人信息和相关资产所有者可能正在遭遇中所面临的技术风险和安全威胁,不仅有可能需要全面进行搜集和分析处理一些位于医院内部的大量医院数据,还有可能需要对一些位于医院外部的大量医院数据资源进行搜集整理和分析搜集;另一方面,大数据分析技术能力存在着明显的欠缺,影响了分析结果的精确度。

8. 大数据给医院的安全带来的一次高级、可持续的网络攻击安全挑战。传统的网络检测处理方式主要指的是基于单个特定时间和地点对网络威胁具体特性信息进行的基于网络实时信息匹配性的检测，而高级的安全可靠性持续网络攻击（APT）则主要是一个现场自动实施的检测过程，不能被实时匹配检测。此外，大数据的高价值和密度性，使得安全的分析工具不容易被聚焦到其价值观的节点上，黑客也可以把攻击掩盖在大数据中，为安全服务供应商的分析创造很大的困难。黑客所设置的任意一个都会误导安全医院对于目标信息的提取与检索进行错误的操作，都会直接导致安全监控偏离了其应有的方向。

APT即基于针对大数据这样一种高级、可持续的网络威胁进行攻击，比如基于量子点的网攻。"量子"方案的产生，就已经意味着整个中国人民群众利益和隐私权的最大化，全球范围内的信息安全问题将会陷入危机。量子网攻很有可能被认为是近几年发展成为全球最完美的一种攻击型技术，它也许是我们可以一眼就能见得到的一系列古老和经典攻击型的杰作。从整个总体上来说量子网攻在我国已经成为近年来高层次的可持续性威胁当中最有代表性的，也被认为是目前全世界范围内网军（特别是黑客）和网络攻击者所十分重视的一个新兴主流。

9. 基于百度云的医院大数据安全支撑服务平台—云计算的安全。云计算的一个技术核心是如何解决安全性问题，使用户能够拥有对自身数据和外部环境信息的完全自主控制权。云计算的快速发展彻底突破了传统的地域性计算概念。数据不再被特定服务商直接存放在特定的物理存储节点上，而是由服务商动态地为用户提供自动存储的数据空间。这些数据存储空间可能实际存在，也可能只是虚拟的，并且可能被分配到不同的国家和地区。

然而，与传统的大量医院和用户信息存储和处理方式相比，云计算时代下的大规模医院和用户信息存储和处理变得极不可控。用户并不能像以前那样完全掌握医院和他们存放在云中的大量信息的管理和使用权。云环境下的用户信息安全和隐私保护变得困难重重。

10. 大数据对医院图书馆的服务用户及其个人信息隐私权益构成了严峻的

考验。大数据分析师的预测及其带来的将是客户信息隐私面临挑战。从其具有核心应用价值的多个角度分析出发,大数据的重要关键性就必然在于如何有效进行用户数据的有效分析与综合利用,然而数据分析应用技术的不断进步,将注定会给广大用户的个人隐私安全造成极大的安全威胁。在这个信息大数据的发展时代,要不是想完全屏蔽外部的个人数据商务而去大量挖掘自己的一些个人资料,是很容易有可能难以实现的。

目前,社交网站以不同方式开放其他用户所产生的数字化和实时监控数据,这些数据被一些大型数据服务提供者搜索和收集,同时也涌现出负责监控数据的大型市场分析部门。通过整合人们在社交网站上撰写的信息、智能移动设备显示的地理信息以及位置信息等多种数据,我们已经能够准确地定位个人,挖掘出完整的个人信息系统,这给用户的隐私和安全带来了许多问题,并且令人担忧。

11. 大数据共享的安全性是一个重要问题。我们需要学会如何分享个人数据,以既保障数据的隐私不被泄露,又能够充分利用数据的价值。现实中的数据并非静态的,而是不断增长和变化的。目前还没有任何技术可以在此类情况下实现有效的成果。许多网络在线服务要求用户分享个人和私密信息,然而,除了一些记录级别的访问和控制之外,用户根本无法了解分享数据将意味着什么,也无法知道分享后的数据会如何被关联起来。更重要的是,用户也无法确定如何让分析人员在数据分享后依然能够实现细粒度的控制。

12. 大数据存在的访问和风险管理控制难题。访问控制系统作为一种新型技术可以用来实现对数据的接收受控和信息共享,由于这种新型技术能够将大数据应用于多种不同场景中,其对于访问和控制的要求也就显得十分突出。很难预设人物,实现了角色的划分。由于移动互联网对于大数据应用涉及的范围很广,它通常主要为那些分别来自不同的组织或者机构、不同的身份和目标地位的用户所进行访问,实施这些访问和控制已经发展成为基本的技术性需求。然而,在移动互联网和信息化等大数据时代这个场景下,存在许多用户必须对其进行权限管理,并且对于用户具体权限的要求也只能作为一个尚不明确的资料。

面对这样一个未知的巨型数据和使用者,预先定义好这个角色将会变得非常困难。

同时,很难预测各个角色在面对这样的大数据时拥有的真实权限。安全管理员可能无法准确地为用户提供访问数据的范围,并且效率也会有所降低。不同类型的大数据都有多样化的访问和控制需求。例如,在个人用户的web2.0数据中,存在基于历史纪念的访问管理控制方式;而在处理地理位置和地图信息数据时,则需要考虑测量尺度和数据准确率的访问和控制要求;在流量和数据处理方面,则需要考虑对数据的时间和地区进行访问和控制。因此,如何统一描述和表达访问管理控制需求成为重要的挑战。

13. 大数据准确性难以保障。而且网络上任何一个数据也都不是均匀、可信的,这主要表现为虚假伪造的数据和丢失或者是无法获得失真信息两个层次。有人甚至很有可能通过伪装一些大量的数据资料或者假象来进行伪装或诱导,进而针对一些大量的数据分析师和技术人员作出诱导;或者说会有大量的数据随着时间的推移逐渐出现失真。这样就能够使得大数据通过分析和预测得到一种无意义的结论或者是错误。冯登国提出,用信息安全的技术手段辨识所有数据资料来源的准确性是必然不可能的。过去常常认为"有图有真相",事实上图片本身就可以是移花接木、时间错乱,或者说照片本身是对的,但文字的解释却是捏造的。

中国工程院院士邬贺铨(2014)在报告中指出,传感器所需要收集得到的各种相似性和数据不仅都被认为是完全可信的,特别重要的一点就是当我国历史上这些传感器的各种相似性和同类型的传感器所需要报出的各种相似性和数据之间的相似性有所差异较大时,该系统的各种数据就相对应被废弃。密码学技术领域中的数字标识签名、消息确认和鉴别代码等技术虽然已经可以广泛应用于验证数据真实性,但是在应用到大数据真实性方面却遇到了很大的困难,主要原因在于这些技术的不同及数据颗粒度之间的差距。

大数据可追溯源技术的安全性和实际应用面临挑战。数据追踪技术的目标是帮助数据使用者准确地识别和判断数据的起源,进而检查分析后得到的结果是否正确,或对这些数据的准确性进行了更新。2009年,数据追踪和溯源技术被国内外相关研究报告评选列为三大确保我们党和人民国家安全的重要科学技术之一,其在未来的数据信息安全方面还将具有巨大的市场和发展空间。

数据可追溯技术在互联网的基础上被广泛运用到了大数据的安全和隐私保护中还是面临着两个挑战:第一个是实现了大数据可追溯源和隐私权保护的平衡。一方面,基于数据可追溯对医院的大数据信息进行安全防范和保护首先需要通过分析技术从网络中获得大数据信息的来源,然后人们才能够做到更好地支撑安全战略和安全管理机制的实施;但在另一个方面,数据的来源往往本身也就是对隐私敏感的数据。使用者并非非常希望该方面的数据能够被分析人员所获取。因此,如何有效平衡两者之间的相互影响是我们很有价值的课题。第二个挑战就是对于大数据可追溯源技术本身的安全性进行了保护。当前对于数据追踪技术并未能够得到充分考量和解决的安全性问题,比如标识自身的位置是否准确、所标识的信息和数据内容是否完整以及是否安全地捆绑了等。而在这种大数据时代的环境下,它们的大规模、快捷性、多元化等特征使得该领域的问题日益凸显。

三、图书信息采集对象模糊

未来图书馆的馆藏组织架构可分为两个主要板块。其中一部分是以各种物理或印刷材料为载体的实体文献和数据库等资源,另一部分则是以数字化手段对文献资料和信息进行保护和存储的虚拟文献。因此,未来图书馆的组织架构和馆员群体将有两个不同的分类标准,每个板块都应考虑到地区特点、运行模式和管理手段。过于统一的标准和尺度,以及强调量化管理,可能会削弱工作积极性。引领者采用灵活的管理手段,才能使这两个重要群体相互结合、协调融合,形成现代图书馆所提供的公共信息和服务的整体。

就我国图书馆信息化管理的现状而言,注重自身工作效率是重要的,但也需要充分关注馆员在实际管理工作中的技术与心理需求。这不仅是一种良好的意向和愿望,更是为了激励馆员在科学信息化管理中不断提升。引领者采用模糊管理的教育与培养模式,通过身心上的引导和鼓舞,激发馆员的进取精神,保护其工作积极性和自主创造力,从而提高工作绩效。模糊管理不仅可以通过物质激励获得回报,还能够获得更多精神上的激励。

(一)数据库式的网络信息资源

从网络信息资源的存在方式来看,我们可以将其大致划分为两种形式:基于数据库的网络信息资源和非数据形式的网络信息资源。这种划分方式有助于从科技角度理解如何获取网络信息资源。然而,要完整地保存互联网上的所有数据库资源并将其存储在本地是不现实的,技术上也存在版权违规的问题。

此类数据库式的网络信息资源不仅能够是一种可以直接从网上下载到本地的整序与管理,医院图书馆在实现充分利用此类信息资源的同时,也只有依靠读者需求来进行实时获取。但是在互联网上的各种数据库许多读者却并没有能够一一掌握得知不同种类数据库被收录的区域、有什么特点,是否都能够充分满足他们的需求。理想的做法是"一站式"的搜索。就是针对稳定的网络信息资源里的每一个数据库进行评估,由相关学科馆员或者特别是专业工作人员。首先对这些网络信息数据库进行评估筛选得出一个具有国际代表性的网络信息数据库,然后针对每一个网络信息数据库由专业的技术人员负责设计和分析其中的各种查询接口,为每一个网络信息数据库都编制一个可以进行查询的结果构造器。例如当一旦所有的用户向其他数据库中提出了一个查询要求后先通过对所有用户进行分析来查询要求并将所有用户的所有查询要求都装配组合成各种特定数据库中返回到的链条后再对其进行处理,去重后再将其展示出来。

非数据库类型的主页网络数字信息数据资源通常被称为静态网页,当然也包括其他形式的网络数字信息资源,如格式文件。与大规模数据存储型互联网信息资源相比,这些文档采用的是半结构化或非结构化的大量数据,虽然文档的更新频率相对较低,但稳定性较高。针对这类网络信息资源,我们采取将其下载至本地进行加密保存的做法,就像是对某个网站的搜索结果进行快照保存一样。对于大型图书馆来说,这可能是一个优选策略。然而,我国医院图书馆的重点是从学科领域入手进行网络信息资源的收集和保存,这主要是因为图书馆在社会中扮演重要的领导角色。将非数据库类型的网络信息资源直接下载至本地并进行整理排序能够同时使用两种工具：网络爬虫和信息提取器。

（二）医院大数据分析技术对图书馆员的影响

大数据分析技术对于新任医院图书馆员而言，无疑是一门全新的专业技术。然而，只有少数人能够真正完全掌握这项专业技术。虽然医院图书馆已经逐渐拥有了从相关专业和医院多媒体应用领域培养和引入的专业人才，但他们仍然面临一些困难，例如正确选择大数据采集和应用研究对象。在我们充分利用这些大数据技术收集和整合数据资源的方式上，图书馆员首先面临一个重要问题：如何选择采集哪些数据以及通过何种方式可以有效地帮助我们更好地了解每个图书馆用户的阅读习惯和偏好，因为这些数据对于保护图书馆的知识产权和提供更好服务至关重要。因此，大多数图书馆员必须深入思考如何实现信息化与大数据技术的应用。此外，在设计大型图书馆中各类大数据的采集和分析方面，图书管理者还需充分考虑经济性，即需要考虑采集大量数据所需的费用、成本和利用效益。对于那些信息时效性较好、存储周期相对较短且数据容量较大的信息，必须制定相应的信息采集规范。与此同时，引入各种大数据技术的目的必须是为了提高和改善图书馆用户的满意度，尤其对于我国的高等医院图书馆来说，主要目标是为学生和其他用户提供更优质、有价值的知识产权和服务。例如，美国某公司通过结合移动数字互联网和数字大数据综合技术，对购买电子书籍的阅读者和使用者的阅读偏好进行了综合分析，并为他们的电子读者提供了更加符合个体需求、人性化的图书产品和阅读服务。总之，对于新任医院图书馆员而言，掌握大数据分析技术是一项重要任务。通过正确选择采集对象和采用适当的方式进行数据收集，医院图书馆可以更好地理解用户需求和阅读偏好，从而提供更优质的知识产权和服务。同时，在设计大型图书馆中的数据采集和分析过程中，需综合考虑经济性和用户满意度。这样，医院图书馆才能充分利用大数据技术，推动信息化发展，并不断满足用户需求。

在这个现代社会，图书馆员之间的人际关系变得更加复杂，这是因为他们拥有不同的信息专业知识和文化背景，既存在矛盾和冲突，也需要相互融合。传统的统一管理已经无法满足当代图书馆工作者和人们生存发展的需求，因此管理模式逐渐多样化,成为现代信息时代下图书馆服务管理的潮流。随着科学信息技术的进步,图书馆工作者能够充分展现自己的个性特点,并充分发挥个人才华和能力。他们不仅具备良好的适应能力和创造力,还能够充分利用各种机会来提升自己。信息社会也十分强调培养图书馆工作者的创新能力,以取得较好的创新成果。在市场经济环境下,创新型人才得以诞生,并迅速成为独立的信息经纪人,为图书馆带来显著的社会经济效益。因此,实行以人为本的管理对于培养和管理创新型人才显得尤为重要。以人为本的管理方法基于对图书馆员和个人的复杂性,采用明智有效的管理方式,可以使管理更为清晰明了。

(三)医院图书馆员的专业知识能力结构

由于图书馆与医院的紧密联系,图书馆的每一个事务都与医院紧密相关。在这种情况下,图书馆馆员之间的工作互动频繁,难免会产生一些矛盾,尤其是同学们在上下层级之间更容易遇到协调不适应的问题。目前,在图书馆开放管理中存在着一些问题,领导与被指定的部门、馆员与主任以及馆长之间缺乏沟通协调和合作,独立主义的观念严重。举个例子,图书馆对外开放的部门经常需要根据新书上架时间和旧书剔旧等原因,按照时间和分类要求进行馆藏库、房间和室内藏书结构的调整。而图书馆的阅读目录大厅使用了电脑机器人来阅读这些藏书。在记录的馆藏信息中,仍然可以显示图书馆的地理位置等信息。

然而,检索结果可能导致许多读者按照之前的搜索结果阅读书刊目录时不去收集不同藏书人的信息,徘徊于几个阅读楼层,也无法找到所需的同类书刊。为了解决这个问题,模糊化业务管理中的一个重要功能就是"协调",调节图书馆社会组织内部和内外部、人员和部门以及社会之间的矛盾。其中最核心的一点是,我们现在需要有效地激发图书馆员工以及全体技术人才的工作积极性和创造力,并将他们统一引导到能够实现社会组织共同发展目标的软文化路线体系中,形成以图书馆长和其他领导馆员为核心的强大内在凝聚力,增强社会组织的整体活力。

(四)图书馆员独特个性的充分发挥

从对图书馆员独特个性的充分发挥要求的角度来看,管理者的要求应该是明确其所在用人之处并发挥其所长。与追求单一技能完善相比,图书馆员的最重要能力是他们必须努力做好每件事情和完成工作的创造性能力。每位优秀馆员都具有自己独特的社会关注焦点、研究对象、兴趣和价值观念,以及独特的思维方式。馆长和领导正确地运用模糊社会管理的国家核心思想价值观和原则,尊重每位优秀馆员的独特思想和个性,给予他们应有的艺术身份和社会地位。馆长和领导将不同的艺术背景、职业家庭文化背景、艺术人格和个性、艺术才华以及政治意见和观点团结在一起,从而使每位优秀馆员得到公平对待,避免对他们进行不公正的评价或与其产生亲疏关系。这样,中国使馆的工作人员才能感到身心舒适,并充分展现其个性化的服务能力,发挥在合适的岗位上。

模糊状态管理的主要手段之一是"调节",指的是以一种整体观来运用自然人类的先天内在运动变化生理规律,对每个自然人及其产生的需求和从事的各种生活工作进行合理调节。这样能够使一切事物按照其内在运动规律正常、安全地持续和谐地发展,从而达到最高境界的"和"。图书馆馆员制定模糊文献管理策略的其中一个目标就是在社会服务组织内部实现各个文献管理人员阶层之间、馆员与文献馆员、馆员与文献读者以及各种文献信息资源与接触者之间的平衡与和谐。因此,作为社会组织管理人员,需要进行许多关于沟通与协调的基础工作:深入研究个体和社会群体的心理特点,根据他们的心理活动发展规律来正确处理事情;以诚信的态度服务和对待他人,相互敬重和尊敬,共同努力,保证了社会组织管理目标的顺利完成和实现公平、合理等原则。

针对中、下层和高级业务馆员,可以进行严格的培训,培养他们的相关业务知识和专业技能,给予他们更多的机会进行沟通和工作休闲,并在时间上建立相互的情谊。在融洽的业务环境和工作氛围中,共同努力实现自己的业务工作发展目标,避免今后出现互相推诿、分拆等各种业务工作之间的问题。对于中、高一两个层次的专业馆员,还需要配备具有敏锐的市场洞察力和对整个国家图书馆管理体系业务工作的深入认识与综合理解能力(主要包括业务理论操作水平),以及具备协调各级行政部门与馆办之间的业务沟通与国际合作协调能力(包括公共行政、管理等专业知识与业务技能)。同时,通过多种教学途径不断学习提高学术业务水平,进一步提高整个国家图书馆的业务理论与学术实践工作水平,避免历代文人之间身份相轻、各自承担责任的尴尬局面。

(五)医院图书馆的模糊整体性管理

社会管理的一个重要有效途径之一是借鉴中国古代传统社会管理的基本理念中的"中"的概念。这一概念不仅没有以任何明确的方式对待不同态度或意见,也没有采取妥协的方式来应对不同观点和反对意见,而是通过冷静的交流和淡化矛盾的方式来解决问题。图书馆作为一种模糊的系统管理,运用了中庸的管理手段,并具备了广泛的系统管理改革和应用条件。它显然是一种更圆润的管理方式。图书馆设定了一系列政策、制度和措施,采用模糊的系统管理方法,已经逐渐形成了有效地吸引和号召许多具备这种能力的人的局面。这种管理方式不仅具备睁一只眼闭一只眼的领导力量,还能产生其他管理因素所无法达到的效果。它给人们创造了一种愉悦的、有益的阅读和学习环境,并对社会管理产生积极的影响。

现代中国大多数医院职工的管理学和心理学基础研究以及管理实践调查的结果显示,仅仅依靠医院薪酬、奖金等物质激励手段以及其他管理控制措施,在管理方面只能充分调动60%的整个医院职工在从事管理工作时的积极性,而剩下的40%则更需要依赖于管理者的品德和个性。医院的声誉在一定程度上影响了医院管理的有效性。"修己"成为一个解决方案,尤其对于那些管理者而言,他们必须在工作中严格要求自己遵循规章制度,以身作则,成为员工遵守医院职业伦理和道德的表率。在具体的医院工作和管理实践中,管理者可以确定具体的行政和管理需求,而被管理者则认为在管理者的威信和道德榜样的引导下,自然而然就有机会顺利达到所有者设定的管理目标。图书馆的主要负责人领导和其他学术专家通过完善职业道德、塑造良好人格以及对学术界职业道德的示范,向每位馆员展示了一种更高级别和多层次的精神追求,从而引导馆员自觉地努力工作并形成团队精神和意志。每个馆员都应该认真贯彻执行。同时,由于领导和管理者的品格威信,他们能够在工作中潜移默化地感受到教育的力量和积极性,并激发出不竭之火来提升领导绩效。

　　医院管理图书馆目前拥有各种海量临床医学技术信息和高新技术,为了大大提升其内容检索的工作效率,保障了临床医学技术研究工作者对其内容检索的信息真实性和检索正确率,一方面我们认为应在充分借助国内现有的医院图书服务管理信息系统基础上,增加了医院管理图书系统的检索入口,设置各种多重内容检索的权限值,充分利用不同的数字编码器和技术手段来对临床医学不同学科领域的内容检索,并且我们采用了各种可视自动化的技术手段和多种方式对其内容进行自动呈现。如以"胆囊"为主要代表的各类案件,在我们的国家图书藏品管理信息系统中对其内容进行分类检索,会仍然能够明确找到许多与人的胆囊密切关系相关的学术书籍、会议、期刊等相关信息,但是通过对其中的一些关联词来检索我们就已经能够明确发现一些报章标题中虽然不可能包含与其有关的胆囊,但是在每一个单篇文章的具体关键词或者报章标点的具体注释中却仍然能够找到有所谓的体现,将这些报章标题内容进行分门别类的具体展示和综合呈现在一定的很大程度上已经基本解决了对有关医疗卫生技术相关数据的高度采集模糊的处理问题,实现了报章文本标题中条的高度精准化和定位。另一方面,需要不断提高高等医院网络图书馆检索信息的数据实时和交互处理能力,以便于读者实现对医院检索和查询信息的迅捷准确定位。医院也应该可以同时考虑通过引用基于数字开拓式的基层互动医疗信息网络共享资源服务平台,这样就可以能够有效使得医院图书馆的数字馆藏信息资源在其医院原有的资源基础上更加灵活,呈现其信息包容性和信息开放度,通过由此构造一个基于数字化的基层医疗信息服务平台,来有效促进一个医院内部的基层公务人员之间的互动信息沟通和学术交流,使得一个医院的图书馆藏互动信息共享资源可以能够同时得到尽可能多地相互共享和有效运用。

四、知识服务体系不完善

(一)知识产权服务评估的主要内容

1.知识产权服务组织评估

　　在为知识使用者和医院提供各种知识服务的过程中,知识服务工作人员扮演着重要的角色。他们不仅是用户获取各种知识服务实践活动的主要参与者,也是共同开发各种知识服务资源、知识产品的开发者和使用者,还承担着共同提供各种知识信息、引领信息传播和利用的导航任务,以及对于信息传播认识的训练和教育工作。因此,评估知识服务工作人员在各种知识服务工作中的表现至关重要。这种评估应该从他们的业务和服务能力出发,全面考察他们的知识结构、专业技能、个性化素质以及综合素质等多个方面。

2. 对服务资源配置的评价

主要目的是评估服务工作中各种必要资源要素的建设和配置是否能够满足目标任务的需求,并且是否达到了评估指标。这其中包括传统信息来源的评估、数字化资源的评估以及网络中虚拟化资源的评估等。

对于传统信息来源的评估,我们需要考虑其准确性、全面性和时效性等方面。在信息传递过程中,我们需要确保所使用的信息来源具有高质量的内容,能够满足读者的需求,同时也需要及时更新信息,以保持信息的及时性。

数字化资源的评估则主要关注数字化技术的运用情况和资源的可靠性等方面。随着科技的进步,数字化资源在服务资源配置中扮演着越来越重要的角色。我们需要评估数字化资源的技术水平、数据安全性以及数据的可用性等因素,以确保数字化资源能够有效地支持目标任务的完成。

网络中的虚拟化资源也是服务资源配置评价中一个不可忽视的部分。虚拟化技术可以将物理资源转化为虚拟资源,在服务工作中提供更高效、灵活和可扩展的资源配置方案。我们需要评估虚拟化资源的性能、稳定性以及可管理性等因素,以确保其能够满足目标任务的要求,并且能够对资源进行合理的配置和管理。

综上所述,服务资源配置评价是一个综合考量各种资源要素的过程,其目的是确保服务工作在建设和配置资源方面能够达到预期目标并满足需求。在评价过程中,我们需要对传统信息来源、数字化资源和网络中的虚拟化资源等进行综合考虑,以便为服务工作提供科学有效的资源配置方案。

3. 对服务质量水平的评价

我们主要考虑用户对服务品牌和质量的感受。评价的核心是用户在服务交易过程中所需要的实际费用和产出,以及用户对服务获得方式的关注。对于服务品牌和质量感知方面,用户直接体验到的有两个层面。首先是用户在进行服务贸易时实际所需付出的费用和支出,或者所获得的技术和产出。这一方面涉及到费用是否合理、技术是否先进以及产出是否符合期望等因素。另一方面,则是用户对获取服务的方式所关心的功能或过程。用户希望通过服务获得特定的功能或满足特定需求,并关注服务提供商是否能够有效地提供这些功能,以及服务过程是否顺畅、便捷。

服务质量的综合评价还应考虑其他因素,例如服务态度、服务效率和服务反馈等。

4. 对服务方式与手段的评价

在评价服务方式与手段时,我们可以看到知识服务工作人员利用网络化平台和大量数字化资源,以更主动的方式进行用户调研,并组织、开发和挖掘知识。他们还通过实施知识配送、进行知识评价和引导,以及提供网上参考和咨询服务的方式,将服务形式从被动型向主动型转变,从规模型向个性化转变。同时,随着时间的推移,这些服务手段也变得更加灵活多样。评价服务的各种手段与措施内容主要包括:个性化的资讯和信息服务、遥感技术、远程信息传递和宣讲教育等。例如,我们可以为您解答问卷参考顾客的咨询,并提供订阅定题的情报。此外,我们还致力于研究开发情报类产品,以满足不同用户的需求。

5. 服务设施与支撑环境的评价

服务性设施包括现代计算机技术、软件和网络等信息设备。信息系统主要指对文献中相关信息进行广泛数字化和处理的技术,进而构建起的数据库、网络信息资源等,这些都是为知识产权提供支撑的环境。在评估设施和技术的时候,需要考虑以下主要内容:信息系统的应用,网络设备的硬件和软件情况,媒体使用情况,数据库的可靠性,网络资源的充足性以及分享资源的质量。通过综合评估以上因素,可以判断服务设施与支撑环境是否满足需求,从而进一步优化知识产权保护和推动创新发展。

6.服务效益的评价

为了对实施服务效益进行评估,我们需要从研究成果的质量评估和实施成果的效益评估两个方面进行考虑。在评估服务成果质量时,主要关注以下几个方面:首先是参考咨询问卷回答的质量评估,这包括对各类问卷回答的准确性和可靠性进行评判。其次是对相关专题知识库和导航数据库中的文献质量进行评估,我们可以通过三次文献质量评估来确保科学技术检索与查新研究结论的质量。对于产品和服务项目的实施成果效益评估,则主要涉及投入费用和产出费用两个方面的综合分析评价。具体内容包括产品项目的投入费用和成本、产出费用以及使用者的满意程度等因素。

如何构建一个完善、有效的医院图书馆专业学科化服务模型既是高等教育图书馆专业知识和服务工作的重中之重,又是如何提升高等教育图书馆专业学科化服务技术能力的亟待解决问题。

(一)馆员制度不完善

学科图书馆员业务工作水平是医院学科图书馆组织建立和建设开展的医院学科化学术服务管理系统的技术核心和重要基础能力保证,他们的学科业务管理技术水平直接关系决定着医院图书馆的学科服务管理能力和医院信息化的素质教育。目前,虽然现在我国大部分医院的网络图书馆技术工作人员都已经是从医院直接招收录取的,学历和相关专业知识应用能力综合水平均相对较高,但只有单一的相关学科专业背景,且没有经过医院相关学科专业的医院图书馆技术管理人员相关业务训练和专业实习,综合知识素质不全面,无法充分认识和准确掌握有关本学科的学术发展战略热点问题和前沿技术动态,特别是需要重点注意的问题是对于更深更浅层次的咨询服务,如网络学科发展指南服务、网络定题咨询服务项目、网络知识资源挖掘服务、网络科技成果查新、网络技术资源信息推送、个性化咨询服务、信息技术门户、数据分析参考以及顾问等难以为广大客户服务的率还未达到位。由于目前受到中国学科科研馆员自身知识能力结构发展水平的严重局限,学科科研馆员没有办法能够很好地与其相关的医院科研馆员工作者之间进行有效的业务沟通,仅仅只是停留在为他们自身提供比较低一个层级的咨询服务,例如学科新书借阅证目咨询、学科文献整理借阅咨询、学科馆藏咨询顾问服务咨询等,无法真正地将它融入发展到提供科研馆员服务的全一个过程。因此,应该针对医院学科图书馆员服务管理制度中的要求问题予以不断完善,否则将可能会严重直接影响医院学科图书馆的教育学科化信息服务体系优化建设的顺利进程。

(二)资源建设不全面

医院图书馆的学科化服务平台最显著的特点之一是通过计算机、网络等系统的搭建来实现。如果医院图书馆的资金投入能力不足,整个服务平台将无法有效地建立和完善。目前大多数普通中等医院,在学科建设过程中往往需要投入充足的人力和财政资金,并给予足够的支持和引导重视,尤其是对于重点学科和专门技术课程。然而,对于一些专业相对薄弱的学科和类型,投入相对较少,导致所需的信息技术资源非常有限。这直接影响了我国医院图书馆学科化服务体系的建设,使得医院图书馆的学科化服务平台无法充分发挥作用。此外,医院图书馆还根据需求对已经购进的网上信息资源进行整合,并及时更新。他们对网络信息资源进行组织和分析,并建立了本馆的网上虚拟信息资源。同时,他们根据图书馆用户的实际需求对长期综合利用和具有价值的网上虚拟信息资源进行备份和保管,以建立高效和功能良好的网上信息资源系统,更好地满足广大师生的需求和利用。显然,图书馆还需要解决和改善一些领域中的问题,以确保医院图书馆学科化服务制度的顺利实施。

(三)服务推广不充分

普通高等职业科学技术高等医院的在职教学科研工作人员对于医院教育服务、教学科研工作、教学管理及其他教学相关服务领域的专业学科知识水平具有较高要求。他们需要有广泛的信息资源收集和分析获取渠道,能够快速与国内外学术界进行信息沟通和技术交流。同时,他们还需要具备较强的信息的综合应用分析能力以及教学专业性的技术服务能力。然而,由于对医院图书馆员专业进行学术宣传和提供学科化技术服务的工作积极性和服务力度存在不足,导致医院教学科研工作人员对医院图书馆员的教学业务知识技术管理能力水平缺少自信,并且对自身的服务认识不够清晰,从而使得其他服务形同虚设,影响了医院教学科研工作的顺利开展。此外,医院各类文献图书馆的主要特点之一是其馆藏医院文献信息资源十分丰富。希望馆藏书籍的数量可以长期达到上百万册。要充分让广大医院师生熟悉、利用并及时学习和分享这些浩瀚的医院文献信息资源,馆员们的阅读服务和学术推广工作是至关重要的。因此,如何提升学科们和馆员们的阅读服务和学术推广便利性成为一项紧迫的任务。

第五章

大数据环境下医院图书信息服务模式

一、大数据环境下医学科研服务创新

（一）科学技术持续发展

医学大数据是我国在大数据时代最为关键的一类重要科学数据，它们关乎人类的生命与健康，是我国医疗与卫生服务等各个相关方面科学研究的重要依据。鉴于我国医学信息化数据的高度敏感、宝贵和其复杂化，针对人们日益增加的医学科研资源，构建在互联网和移动端等大数据环境下医学科研资源管理和服务系统已经成为了推动我国医学信息化科技创新工作的重点和内容[6]。

1. 科技查新

科技查新工作是推动科技创新的重要先决条件。作为一项综合性信息查询服务工作，科技查新工作旨在通过资料的获取和信息分析来全面了解国内外正在进行相关同类研究的情况。这项工作借助自动化手工检索和电脑数据库检索等方法，通过对比分析数据库中的内容，针对待审的科研立项、科研成果或其他专题，以人为依托，以专利和发明思想的新颖比性为依据，得出结论。目前，交叉学科与边缘研究的关系使科技查新工作成为我国科研技术创新的一个重要方向。

科技查新工作作为科研创新获取信息资源的重要手段，优秀且质量较高的调查报告能为研究人员提供有关我国研究领域国内外相关研究的最新动态和发展趋势，已有研究成果以及尚未被研究过的领域。科技查新不仅为科研立项提供客观基础，避免低水平和重复的研究，而且为科研机构的科技论文鉴定、转化等提供科学依据。同时,科技查新还为科技工作者提供可靠且丰富的信息,有助于他们进行自主创新和研究工作,从而节约时间并投入到科学研究中。

2. 科学技术创新的影响

从科学技术创新的角度来看,它对于经济社会和国民经济建设的发展进程带来了更高的技术需求。因此,科学技术创新的建设工作不仅是推动人民国家和社会人类促进民族繁荣和社会进步的重要力量和灵魂所在,也是党和国家兴旺发达的可持续努力过程中的关键部分之一。在当前以大数据和移动互联网为主导的时代,科技查新工作在我国科研创新系统中的地位日益重要。我们已经看到,科学探索研究的归纳与分类呈现出精细化的发展趋势,数据的存储总量呈爆炸性增长趋势,这导致了信息资源的收集与获取变得更加困难。如何从海量的信息资源中采集到有用的数据和资料,积累科学知识,并找到一些空白和创新节点,以及如何进行科研和技术创新,这是医疗卫生部门和检测机构工作人员面临的一个重要难题。同时,医院的科技检测和查新工作也存在一些问题,包括服务性和产品价格观念的不足,忽视竞争和市场化经营运作机制,以及查新资料数据来源不足等。这些问题严重制约了学术科研和创新活动的开展。因此,我们必须尽快顺应时代的发展,推动持续创新,改变原有的管理模式、操作手段和管理方法,并提高科学和创新工作的质量。在这个技术和大数据发达的时代,科学技术创新对于科学和查新工作提出了更高的要求。

总之,科学技术创新不仅对于经济社会和国民经济建设的发展进程具有重要意义,也对于人民国家和社会人类的繁荣和进步起到关键的推动作用。在现代科学技术不断进步发展的背景下,科技查新工作在我国科研创新系统中的地位越来越重要。然而,在以大数据和移动互联网为主导的时代,我们面临着信息资源的收集与获取困境、医院科技检测和查新工作存在的问题等挑战。因此,我们必须紧跟时代发展,持续创新,改变管理模式、操作手段和方法,提高科学和创新工作的质量。

3. 科学技术创新的现实发展

计算、存储、网络以及安全等物理装置已经被认为是我国构建现代化医学科研服务基础环境的重要组成部分,鉴于当前互联网、云方式的应用要求,通过互联网、云的方式实现了信息资源高效集成化、综合整合和灵活的利用。随着进一步加强对已有科研资料进行综合利用、流程资料进行保管和生产过程资料进行共享、将科研资料始终贯穿在科研活动的每一个过程中。同时,医疗领域的各类科研活动也都离不开现代人们对于各种科研技术和工具的掌握和运用,随着移动互联网信息技术的进步和发展以及其自主创新和研发能力的提高而增强,在各类科研活动中也就诞生了各种更为专门的新颖技术和工具[11]。

因此,鉴于我国科研活动中的数据和工具等多个方面已经得到了大量的积累,资源库所需要的物料仓储范围主要涉及到两个方面。从网络上确保资源的发现和检索的快速、便利、开放的共享和长期的可用性,提供了医院图书馆各种资源的统一发现、协同分享以及长期的保存等服务。

(二)医学科研云发展

1. 云基础环境

随着移动互联网和移动大数据时代的来临,我国医学技术科研信息服务的发展既面临巨大挑战,也蕴含巨大机遇。为了满足实际需求,我们秉承我国人力资源"按需服务"的发展理念,采用了一种全新的云计算基础架构,该架构具有分布式、跨服务平台和多个物理资源等基本特征。同时,我们利用端到端最终结构的信息虚拟化管理技术,统一规划和组织了全国医学技术科研的基础数据库和云基础设施环境。通过灵活组合和综合部署服务器、存储、网络等各种类型的物理信息设备,我们有效地实现了对全国异地公用电脑网络的基础计算、存储、网络和安全等各种IT物理资源的交互综合。同时,我们支持不同基础信息设施中各个物理资源之间的动态分配和不同的物理网域内各个物理资源之间的信息共享,并且这些资源都具有任务调度的强大灵活性。通过开发搭建云基础信息环境,我们有效地减少了运维和开发应用的时间和费用,降低了系统结构和操作复杂度,提升了远程医学和科研领域基础信息设施与云环境的整体信息网络资源利用总量和系统整体资源利用。这项技术的引入和应用将极大地推动我国医学技术科研信息服务的发展,助力我国在医学科技领域的创新和进步。相信通过这一云计算基础架构的实现,我们将能够更好地满足人民群众对医学技术科研信息服务的需求,实现医疗领域的现代化和数字化转型。

2. 云管理机制

针对各种临床医学工程科研领域的应用需求,我们需要合理规划和分配医学基础信息设施,并将先进的信息虚拟化网络技术作为技术基础。为了实现多个大数据管理中心的共同开发,我们建立了一个统一的信息资源池。在这个资源池中,我们经过高效的优化管理,针对计算、存储、网络等各种信息系统资源进行了分别功能的规划和管理。这样能够支持信息资源池的高效率运营和各类重要信息来源资产的全方位高效管理。在医院内部的IT资源池的基础上,我们通过部署云计算共享服务,提供多种方式的云计算服务,以供中小型医院和技术科研人员免费使用。我们还利用医院统一化的云计算数据中心资源管理共享平台技术,实现对医院内部多个云计算数据管理中心资源的统一管理和共享。通过统一的内部入口管理系统,我们可以实现完全自动化的业务流程管理核定和内部资源管控。通过改进国家医疗卫生科研技术资料的云端化管理机制,我们实现了对软件和硬件资源的实时专业化统一化的管理、分配、部署和实时备份。

3. 云监控机制

为了确保我国医学医院专业科研数据采集环境的可持续性和数据安全性,在医疗信息技术应用领域,我们引入了智能云安全监测监控机制。该机制能够实时检测和监控整个云计算环境的数据运行情况和安全状态。具体包括系统资源安全监控、数据库安全监控、中间件安全监控、虚拟化安全监控、存储安全监控、网络安全监控以及应用管理系统监控等多个方面。根据医疗信息技术产业科研和科技创新的不同应用领域特点,我们对医疗资源的实际需求和使用情况进行了系统动态信息匹配。这样一来,我们就可以实现系统资源的动态扩容、闲置医疗资源的动态回收以及隔离医疗故障等多种功能。同时,我们还结合医院实时监测数据和基于医院历史数据的监控可靠性数据进行了综合分析和综合数据挖掘。通过灵活组合调整医疗监控发展战略,我们不断完善优化各种医疗监控技术资源的配置,提高监控风险的监测预警处理能力,增强医院整体监控性能。这些举措有效地保障了我国医学医院专业科研数据采集环境的可持续性和数据安全性。通过结合医学信息技术和医疗科研机构的云监控环境，我们不断加强监控系统的整体性能，为医疗行业的发展和科研工作提供了有力支持。

4. 云安全机制

当前我国互联网网络信息系统的安全形势十分严峻。为了保护网络信息安全，国家已经在立法层面制定了多项法律法规，包括《网络安全法》《计算机信息系统安全保护条例》和《互联网信息服务管理办法》等。此外，各级地方政府和相关部门也制定了一系列安全标准、规范和监督管理措施。针对目前我国诊疗医学科研数据在学术伦理、数据权利使用和数据资源共享等方面的高度敏感性和复杂性，云安全信息技术成为主要技术基础，用以构建安全数据管理体系。这一体系通过安全数据监控、检测、评估、漏洞修复、防御和维护等安全策略，提供了更高水平的安全保障，以应对大数据和新时代安全环境下的医疗医学科研云安全工作。另外，实时数据安全和实时备份数据恢复等技术手段也被采用，以确保我国医疗医学科研云的保密性和应用数据的完整性。

(三)资源仓储

1. 资源遴选与采集

医学领域的科研资源种类繁多、结构性内容复杂、发表文件格式多元。因此，在采集这些资源时，我们首先需要合理规划数据库和物流，确定医学科研资料仓储的主要内容和形态。为了满足我国现代医疗科研和生态环境信息技术创新的要求，需要搜集和整合相关科研人员和团队对医疗领域科研数据生态环境建设的指导性意见和政策建议。通过筛选，找出一批优质医疗数据资源，满足科研和创新的需求。同时，整合来自多个来源的医疗领域数据资源，并在自己独特的科研平台上集成大量的数字医疗知识。为了实现资源的自动化采集和汇聚处理，采用基于云的方法。根据不同资源的特征和服务，以及数据库中各种类型资源的存储要求，确定了获取资源的途径和方式。这样，就为互联网大数据时代下的医疗科研活动提供了完整、准确、可靠的科研资源。

2. 资源描述与规范化

科学有效的信息资源和组织手段对于科研资料的提供、组织、保存、检索都特别重要。对于采集到的数据进行甄别筛选和归类,利用信息流处理、批量处理等手段对科研数据实施及时、有效地进行了规范化的处理,形成了标准化的数据库。除了医学科研的大量数据外,仓储系统的建设主要内容还包括了格式转换、数据清洁等在医学科研中必须掌握和使用的各种信息技术处理的过程中所涉及到的各种信息和数据,以及医学科研中必须掌握的各种信息技术包括数据分析、信息库的挖掘、可视化等技术,从而更好地有效帮助科研人员掌握并充分运用医学科研的工具和技术,为其为生活中的人员工作流量提供完善的信息库。针对网络资源的注册与登记、资源分类、资源描述等网络信息建设的要求,通过统一的资源唯一标志、统一的元数据标准和网络交换与操作的标准制定和规范,支持不同来源元数据之间的进行网络统一的注册、检索、映射和发布网络信息,促进了数据的交换共享和不同平台之间的网络互操作[7]。

3. 资源开放与共享

这种教学信息技术资源的公开与利用共享方式是为了最大地有效降低了单个教学科研工作小组的组织运行管理成本,从而大大提升了单个科研工作效率、提高了单个科研成果的研究实施应用质量。医学专业各个学科的技术分类比较精细,且它们分别具有与其他学科专业相互之间交叉和互相渗透的技术优势,在更大化的程度上对我国医疗卫生领域的临床科研教学信息技术资源的整合获得利用可进一步有效推动我国医疗卫生领域的医学科技技术创新。结合对我国医学基础科研数据信息资源共享的开放需求以及大多数科研数据服务提供商的信息共享开放意向,医学基础科研大多数技术信息的共享开放和信息共享管理机制主要内容涉及涵盖到开放知识财产权、开放信息共享技术政策、开放信息共享技术手段、服务共享内容、服务管理模式、大多数科研数据的开放引用等各个方面。医学临床科研服务数据库信息仓储服务信息查询发布服务环境为您自身提供了一个包括各种医疗医学科研相关数据的实时在线查询浏览、检索、下载等各种形式通用型的数据服务,以及各种通用数据服务统计、数据服务连接、数据服务可视化、数据服务接口、数据服务定制、数据服务传输、数据服务申请、数据服务预约,数据服务协作等多种深入浅层次的数据服务和各种专业化的特色。

(四)科研服务

1. 统一发现服务

针对统一关联搜索信息发现、资源统一关联搜索引导、专题咨询服务等不同领域的各类科研活动信息发现数据服务发展要求,资源统一关联搜索信息发现数据服务的主要目标之一是不断提升各类科研活动前期举办的信息便捷性,为广大科研技术工作者医院提供了一个完善的开展科学实践研究活动基础硬件设施和服务环境,有利于有效促使广大科研技术工作者,把更多的工作精力时间放在开展科学基础研究与技术创新的科学实践研究活动中。知识化信息组织通过有效融合各种多源异构化的医学元和科研信息数据仓储资源,利用了常用的信息技术,实现了医学元数据与科研数据仓储资源以及医学信息中心服务之间的信息无缝连接,最大限度更好地有效实现了医学仓储数据资源的信息视觉可见性和科研数据的视觉可视化获得性。提供了基于元素数据实时搜索的科研资源统一整合发现和基于不同语义的多维信息知识库的关联统一发现,为从事科研研究活动者人员提供了一种人机友好交互的信息全方位、信息实时传递与科研资源整合获取管理系统。基于大数据分析与信息挖掘等先进的科学理论、技术和实践方法,为不同领域大数据应用需要及其驱动下的各类医疗医学科研领域实际研究工作者量身提供了一种专业化、个性化、动态化和服务信息集成的医疗知识财产权研究发现和医疗增值投资服务。

2. 协同共享服务

为了满足医院支持各行业内科研人员用户的需要和合作,缩减了医院科研流程的时间和周期,通过建立了一套工作流机制,基于云仓库管理系统体系的各种工具,为医院科研人员在医院内部开展更加深入多层次的知识服务,并为医院提供便捷、高效的医院自动化科研应用服务。充分考虑和维护了大数据技术的科研成果对于医院知识产权拥有者的利益,通过"线上+线下"整合服务模式,为其实现多途径资源获取和发挥作用创造了条件,同时也促进了互联网协作和技术创新。作为推进我国科学技术数据共享的主要手段之一,数据出版这种模式可以极大地提升我国科研数据的真实性和可信度,也将为更好地储备、利用和促进数据的发布带来可能。科研资料出版业务主要涵盖数据品质控制,激励机制,版权保护。

3. 长期保存服务

医学科研活动越来越注重科学实证和经验的积累,具有持久性和长期性的特点。在进行科研活动的过程中,产生的各种科学资料、实践记录和临床档案等都需要被切实地长期保存。为了有效确保未来医疗科研技术使用的数字化资料的长期存储,并且确保其中的数字化技术能够被未来的医疗科研工作者充分理解和广泛应用,需要关注这些数字化技术使用的生命周期。在医疗科研技术使用的数字化资料方面,提供的服务主要集中在医疗科研技术使用者的整个生命周期中。这意味着我们需要提供大量高质量的海量数字资源和其他支持医疗技术的相关元数据及其他支持。具体而言,这些服务包括数据格式的管理,信息封装的加密,安全监控,数据完整性的校验,数据功能的审查以及数据的迁移。通过长期维护这些服务,为重大医疗技术领域的科研资源提供了可持续发展的优质服务和保障。

我们注重保持医疗科研技术使用的数字化资料的长期稳定和可持续发展,以确保这些重要资源的生存和使用价值。我们致力于满足医疗科研技术使用者的需求,为他们提供可信赖和有效的数字化资料保存服务。通过这些努力,为医学科研的进步做出了贡献,推动了医疗领域的发展。

(五)科技查新促进医院科研创新的具体对策

1. 推动查新机构资源整合,建立科学严谨的医院大数据平台

医院努力促进了科技查新产品行业的信息化和资源共享工作三十年多以来,我国的各种科技查新产品在该行业中已经得到了历史性的飞跃和发展,但由于这些科技查新的组织分别被归属于不同行业和管理部门,亦即因此而造成医院在当前我国科技查新产品领域的信息化和资源共享工作中往往欠缺少实施统一引导。特别需要提醒我们注意的一点就是在中央和国家相关部门撤销了对科

技查新相关行业部门的行政性审批之后,科技查新行业切实必须始终维护自由可持续的发展[8],严重程度上影响了我们的科技查新事业工作健康有序地发展,更加难以谈不上对于资料和大量的数据信息等资源公开分享和综合利用因此、我们认为应该努力建立一个独特而又富有中华民族特色的对于科技查新相关行业机构负责对科学技术查新中心机构实施统一的管理和动态的考核评估;并制定拟订的产品行业标准。按规划,积极统筹和整合各类查新组织部门的信息和人才。一方面能够大力地促使检索组织对于查新型数据库的统一采购或是联合采购达到目标从而使得检索组织能够有效地实现数据库资源的分配与共享和综合运用,不仅能够有助于为检索组织节约相当一笔大量的购置和经营费用、更多地帮助丰富各类检索组织的数据资源、扩大拓宽检索组织对于数据库的了解范围。另一方面还是可以自行设置一个分布式的科技检索成果数据库、各个科技检索机构都可以有专门的人员负责录制本单位的科技检索查新成果、通过统一的科技检索服务平台即可以实现资源共享。可以完善科研项目的快捷查重,从根本上提升科技查新的有效性。

2. 统筹规划大数据基础设施的建设,为中国科研大数据

世界范围内致力于推广和运用我国基础国家大数据技术和网络方式,持续促进国民经济增长,完善国家社会风险综合治理制度,提升基层政府公共服务和监督管理水平的综合应用能力已成为一种全球发展趋势。特别是一些发达国家已开始在小范围积极实践大数据各种战略性发展举措,并大力支持和推进我国的大数据产业发展、推广和应用。为此,我国于2015年8月1日发布了《促进我国大数据增长发展的行动纲要》。对于我国科学信息技术创新发展而言,在具备国家尖端医院科技部和行业技术主管部门的支持之下,必须紧紧抓住时机,严格贯彻落实国家纲要文件精神,并尽快制订和推出切实可行的政策措施。其中,统筹规划目前国家和省科研机构大数据中心基础信息设施的具体建设任务至关重要。我们应充分利用国家和省现有的各级科研机构数据中心资源及其基础设施信息平台,对原本相对分散的科研数据中心进行资源整合利用,并加快建立低成本、高经济效益的建设地点,以及建立我国全省各级科研机构大数据中心的统一

信息开放平台。

　　同时,通过现代互联网行业的大数据分析技术,我们应深入分析和挖掘国内互联网科技信息数据资源,不断强化网络海量信息数据资源的实时综合利用、采集和长期保护管理能力,并提升对网络数据信息资源综合利用和研发管理的能力。加快构建适应互联网行业大数据的科技信息咨询和保护综合系统平台,致力于打造一个科学化的科技信息查询更新和长期信息保护工作的综合大数据平台,为推进互联网行业科技信息的质量和安全保障提供坚实的理论基础和技术支持。

二、医学科研需求信息服务模式

(一)医院图书馆学科化服务的内涵

　　医院图书馆专业学科化的服务主要基于各类临床医学学科,并依托各类专业学科馆员作为核心机构。它旨在满足医院的各类临床医学学科及其他专业、教学与科研现场的需求,通过采集和分析临床医学学科各类信息,以及对动态临床医学学科信息的分析,提供全面的学科化服务。学科化的服务意味着医院图书馆需要适应新的临床医疗信息环境,并依靠医院的特色和教学、科研需求的变化作为切入点。引入学科化服务创造性新模式,增强和提升医院图书馆的服务能力。在这个模式下,医院图书馆能够更好地满足用户的需求,为医务人员和研究人员提供优质的学术支持和信息资源。

(二)医院图书馆学科化服务的特点

　　医院图书馆所需要服务的范围主要包括医院内部的教学与科研工作者。医院对图书馆信息的需求主要体现在提供专业临床医疗学科的特色化信息服务以及及时发布的临床医疗相关信息。通过医疗机构的专业技术,图书馆能够及时准确地提供与临床医疗相关的资料。医院各类图书馆在学科化服务中最显著的特点之一是它们密切关注整个医院的实际需求,针对教学和科研两个方面的不同阶段和需求提供相应的学科化服务。此外,图书馆还致力于满足医院内部的其他需求,如医务人员的继续教育、学术研究支持等。

　　为了提供高质量的学科化服务,医院图书馆在信息资源的选择和采购上非常注重。他们会选择与临床医疗相关的专业书籍、期刊以及在线数据库等资源，并确保这些资源能够满足各学科的需要和更新需求。此外，图书馆还会定期组织研讨会、培训课程等活动，以促进医务人员的学术交流与合作。总之，医院图书馆通过提供专业且及时的信息服务，为医院内部的教学与科研工作者提供了重要支持。在不同的阶段和需求下，图书馆以学科化服务为特色，紧密围绕着医院的实际需求，并持续推动医疗领域的学术发展。

(三)临床医学需求的学科化服务

临床医学专业的学科馆员应与临床医师共同参与病房检查室工作，并对临床患者的病案进行研究和讨论。他们需要准确地收集、整理临床医务人员所需的具体资料和信息，并及时向临床医师提供这些资料，以满足他们的实践需求。此外，学科馆员还需要熟悉医院各学科的情况与特点，并结合我们医院的临床服务要求，通过全程网络方式向临床医务人员提供各类疾病治疗与康复的信息，以及疾病防治和护理相关的指导信息。

(四)教学需求的学科化服务

根据每年都会代教学生的临床医学课程，将所有教学内容中的信息都进行了充分地采集，归纳、总结、整理，并且及时向医院的带教馆员（该医院的临床主任医师也是其中的一位带教馆员）。与此同时，也要根据临床医学教学的特点进行医疗实习，培养我们的医学生现代临床医学资料的采集能力。各类医学信息数据库在实际应用中的运行手段和技术，以及临床医药资料信息的综合素质，为今后我们能够坚持继续努力认真做好我国临床科学医疗卫生工作研究打下扎实的理论基础。

(五)满足临床科研需要的学术化服务

为了更好地服务于临床医药和卫生科研课题，建议建立一套完整的服务档案。通过对每年各个临床科研课题的具体内容进行定制化，可以提供有针对性的立项前检索查新和立项后的专题资料服务。为了方便临床科研立项的重点课题，将利用本校医院图书馆的网络平台，为研究者提供更便捷的服务渠道。将通过在线数据库、电子图书馆以及专业科研网站等方式，让研究者能够快速获取所需的专题资料和学术资源。在服务档案中,我们将收集并整理与临床医药和卫生科研领域相关的优质文献、研究报告和前沿资讯。我们将确保所提供的资料具有科学性、全面性和时效性,以帮助研究者更好地把握最新研究动态和发展趋势。通过建立这样的服务档案,我们希望能够为临床科研工作者提供有效的支持,促进科学研究的进展和质量的提升。我们将不断完善和优化服务,为广大研究者提供更加便捷和高效的临床医药和卫生科研课题服务平台。

(六)医院科研项目现有信息服务模式

医学信息咨询服务在医院的医学科研项目中起着重要作用。这项服务的主要提供者和使用主体被确定为医学图书馆或其他医学技术文献出版组织。根据服务对象和使用方式的不同,医院目前所提供的医学信息咨询服务可以大致划分为远程委托型和远程导航型两类。

(七)委托式信息服务

信息服务是针对特定用户提供的服务,采用"点对点"的方式。用户向文献服务机构提交申请书,并与其建立服务委托关系。随后,网站的信息服务机构负责检索信息数据和资料,并根据检索结果向用户提供所需的报告服务。在我国高等医院科研项目信息服务行业中,文献服务部门的工作人员专门为科研项目团队成员提供课题立项查新、课题文献追溯以及研究成果申报查新等服务,这些服务都属于此类模式。

1. 在科研项目的立项查新阶段,我们要求专业负责人参与项目小组的实施工作,并向其提供定题信息的检索服务。为了满足这一需求,我们借助专业的文献服务工作人员拥有的强大数据信息检索能力,以及对信息资源分配的准确掌握状态等情况。通过这种信息服务管理模式,项目小组可以充分借鉴国内外相关领域已经开展过的有益研究,从而制定出一个实施该项目的战略性目标与技术计划。这种服务管理模式不仅能够维护项目的创造性和新颖度,还使得文献服务管理人员在项目的初期就能参与到建设和立项申报工作中。因此,这对于其他项目后续的立项审批工作也是非常有帮助的。希望通过提供这样的咨询服务,能够提升科研项目的质量与影响力,并为项目的成功实施奠定坚实的基础。

2.课题文献跟踪服务的目标是为了解决课题文献服务工作人员和图书馆传统专业学科的馆员系统实施课题文献跟踪服务中可能出现的问题。为此,需要从多个方面入手,加强课题文献跟踪服务工作人员的专业技术素养训练。同时,针对原先的临床学科信息馆员管理体系进行适当调整和补充,建立新型的临床"学科信息馆员"管理体系。这些临床及相关学科的信息馆员均来自各个临床科室,并且在各门学科以及相关学科和专业中的药剂师、教育、研究骨干中推荐一到两名具备良好的学科和专业素养的人员。他们积极参与本学科的药剂师、教育、研究等工作,熟悉并经常掌握该学科内的相关文献和信息资源。这些技术人员可以选择担任与临床相关的学科信息馆员,并定期由图书馆介绍信息资源,进行文献信息资源的搜集与使用以及对计算机与互联网等技术和信息能力的培训。通过培训,本校的学科信息馆员将参与课程建设项目团队和小组的各种科研工作活动,熟悉本校各个专业领域的信息资源,并在开展各类科研课题的相关文献信息跟踪中发挥重要的推动和作用。

3.课题研究成果的认可与检测是一个研究项目的最后关键阶段。在整个研究项目的生命周期中,该阶段标志着项目小组基本完成了自己的任务。以全流程管理控制和信息化服务管理的视角来看,文献服务机构需要对项目的建设立项和实施过程进行调整,加大信息技术服务的投入力度并提高其质量,以确保项目在成果申报阶段取得良好效益。在课题研究成果的认可与检测阶段,文献服务机构扮演着重要的角色。他们需要与项目组密切合作,提供必要的支持与指导,以确保研究成果符合相关标准和要求。这包括对研究方法、数据收集和分析等方面进行严格的检查和评估。只有经过认可与检测,研究成果才能真正具有公信力和价值。因此,文献服务机构在成果认可与检测工作中需要加强信息技术的应用。通过引入先进的技术手段和工具,他们可以更加高效地处理和管理项目数据,提供准确可靠的信息支持。同时,还应加强对信息技术人员的培训和引进,提高团队的技术水平和专业能力。此外,在成果申报阶段,文献服务机构还可以提供专业的撰写和编辑服务,帮助项目组将研究成果转化为高质量的论文或报告。他们可以协助项目组完善论文结构、修饰语言表达,并确保其内容在形式和内容上符合出版社审校标准,使其通顺流畅且易于理解。总之,课题研究成果的认可与检测工作对于一个研究项目的总体发展至关重要。文献服务机构作为项目的重要支持单位,应加大对信息技术服务的投入力度,并提高服务质量,从而确保项目能够在成果申报阶段取得良好效益。此外,他们还可以提供相关的撰写和编辑服务,帮助项目组进行高质量的论文或报告撰写。

(八)导航式信息服务

导航型信息服务的使用者并非某个单一的个体,而是经过授权的全部使用者。它是一种基于单点到多点辐射态的信息服务模型。文献信息服务管理机构通过整合文献数据库的方式对文献信息数据资源系统进行分类整理和二次加工处理,将具有相同或类似信息特征的文献信息数据资源系统进行整合,并引入服务导航系统构建的信息资源系统,以方便用户及时查询和充分利用。在科研项目的网上信息资源服务应用范畴中,所有专为学科项目研究小组及其成员所设计并免费提供的网上学术信息数据资源查询引导服务系统以及其他辅助型的学术训练、演讲等都可以作为此类网上信息资源服务的一种实现模式。

1.用户服务训练的主要目的是为了帮助专业学习者在医院上课时解决可能遇到的法律问题和技术漏洞。我们选择了专门提供相关文献咨询服务的工作人员,直接到达相关科室,为特定领域的科室和课题组提供一套具有针对性的文献信息资源案例介绍和相关文献检索等基础知识的用户训练教学方法,以弥补现有学习方式的不足。在2006年,医院专家学者多次参观了不同的医疗科室,并详细介绍了科研相关资料和信息资源的分布状态以及检索技巧,这种个性化的信息教育训练方法得到了使用者的认可。

2.建立分类资源管理导航系统为了充分方便我们的医学科研人员及时搜集和管理查找每一本专门的电子医学期刊,我们已经成功地设计搭建了电子医学期刊的多个分类资源导航系统和多个管理型号的电子医学期刊。医学期刊的杂志分类目录导航系统以ABSC(国家科学技术引文分类索引)的各个横跨学科分类期刊目录信息为搜索基础和设计标准,将国内医院现有的专业电子医学期刊信息全文检索数据库中所已经搜集搜索到的各个不同专业性质的医学期刊分类信息——进行了分类整合和整理汇总,按照不同学科性的特点——呈现出现在读者面前,这种横跨学科的期刊分类目录导航系统不仅可以将其作为对英文字母词汇分类导航系统的一种有效性的补充,更好地充分满足了广大用户的期刊信息搜索要求。除此以外,我们还在各大公立医学医院官方网站上设计搭建了一套独立的医学医院信息技术资源管理导航、医疗服务质量监督管理信息平台。提供医学医院科技类的博士论文发表统计资料源码和期刊目录的查询下载以及建立医学医院学术科研信息资源管理和信息服务平台。

3. 随着网上数据库向用户提供个性化信息推送服务功能的增加,整合的网络信息资源推送服务平台逐渐崭露头角。这种全新的获取信息方式不仅限于传统的信息检索,能够为用户提供更多有效的信息来源。随着技术的不断演进和用户需求的增长,这种个性化的网络信息定制和推送服务很有可能成为未来信息获取的主要渠道之一。在这个平台上,用户可以根据自己的兴趣和需求,订阅与其相关的信息源并持续接收定制化的内容推送。与传统的信息检索方式相比,整合的网络信息资源推送服务平台为用户节省了大量的时间和精力,提供了更加高效和便捷的信息获取体验。未来,可以预见到这种服务将继续蓬勃发展,为用户提供更加全面和有针对性的信息资源。同时,随着人工智能和大数据技术的应用,这种服务还有望实现更高程度的个性化定制,进一步满足用户的需求。

(九)构建基于临床医学学科的数字资源

医院教学图书馆的管理信息化和医院数字信息资源库的建设管理工作需要充分依靠医院教学图书馆所服务的对象、服务内容及基本特征等相关因素。为此,我们需要构建一个基于数字医院信息化服务资源整合的医院数字图书馆。该图书馆将包括多种类型的临床医学专业课程数据库,如医院数字医院期刊服务数据库、馆藏图书及期刊资料数据库等。大型数据库的搭建、运行和使用,可以基本满足医院的临床、教育和科研工作需求。其中还包括专门针对白内障患者手术治疗的专业课程数字期刊资料数据库。这些数据库将为医务人员提供各种临床医学专业课程的相关资讯和研究内容,有助于促进医院的教学与科研水平的提升。除了丰富的资源和内容,医院数字图书馆还应致力于简化用户的查找和获取过程,提供便捷的服务体验。通过合理的信息交流和共享平台,医院数字图书馆能够促进医务人员之间的知识共享与合作,推动临床实践和医学研究的发展。因此,医院教学图书馆的管理信息化和医院数字信息资源库的建设管理工作是医院发展的重要一环,在推动医学教育、科研和临床实践方面发挥着不可替代的作用。医务人员可以充分利用数字图书馆的资源和服务,提高自身专业水平,为患者提供更好的医疗服务。

三、建立并完善大数据共享服务平台

(一)建立临床医学学科化信息服务平台

医院专科图书馆的建设旨在为专科医院打造一个符合临床医学专业学科化需求的信息技术服务平台。该平台主要关注于提供临床医学专业学科化的信息技术支持,以满足医院图书馆的需求。医院专科图书馆的服务内容包括以下方面:首先是馆藏中国医学知网期刊数字资料和期刊杂志数据库;其次是医院中文图书学术期刊搜索外文图书期刊数据库;同时还包括爱尔兰恩维尔临床医学技术外文期刊数据库,以及临床医学技术图书和相关期刊杂志数据库等。此外,我们还为急诊、眼病外伤、眼性医学手术等热门学科提供了相应的专题期刊数字资料和期刊杂志数据库。比如关于急诊和眼科外伤性疾病、眼底外科疾病的数据库,以及眼病外伤性视网膜病变、脱离症和复位眼科手术的相关学科专题期刊数字资料和期刊数据库等。另外,根据医院临床管理、学科教学和临床科研的实际需求,我们在共享平台上为所有全国临床医学相关学科的资料馆员和各附属医院的临床学科注册用户搭建了网上共享平台。该平台旨在通过网络实现即时学科资料和学术信息的传递,实现全国范围内临床医学学科资料信息服务的管理能力和服务水平的提升。总之,医院专科图书馆的建设旨在为医院图书馆提供临床医学专业学科化的信息服务平台技术支持。通过丰富的馆藏资源和共享平台的建设,我们致力于提高全国临床医学学科资料信息服务的质量和覆盖范围,以更好地满足医院和临床医学相关学科的需求。

（二）构建全国临床医学相关学科资料馆员管理制度

学科图书馆员管理体系是我国推动图书馆建设和实施学科化服务的重要途径。学科图书馆员体系既是我国现代图书馆服务管理的新模式，也是革命性创新。临床医学学科图书馆员专注于为各大医院的临床医学学科使用者提供多层次、多元化的临床医疗信息服务。临床医学学科图书馆员开展多维度、高质量的临床医疗信息服务内容主要包括以下方面：首先，他们为所有临床医学学科网络上的医疗工作者提供服务。这些学科图书馆员深入了解临床工作的第一线，积极参与临床医师的查房和病例分析讨论，充分了解临床现场需求，为其他病人和患者提供更专业化的临床医学技术信息。其次，他们为接受临床训练的教学工作者提供服务。他们收集各种医疗文献资料，向被带教的馆员及同学们提供支持，为他们的教学工作提供必要的参考和支持。此外，他们还开展技术咨询，为制定专门的临床技术科研方案及相关科研课题设计提供支持。在课题准备阶段，他们通过检索进行查新，并向相关专家提出具有实际可行性的论证报告。他们为课题的成功立项和跟踪直至完成提供帮助。

学科图书馆员作为临床医学学科中不可或缺的一部分，通过提供优质的信息服务和专业的支持，为临床医学的发展做出了积极贡献。他们的知识和技能为医务人员提供了强大的支持，促进了医学教育的发展和科研成果的创新。他们的工作不仅满足了临床医学学科使用者的需求，也为我国现代图书馆服务管理的进一步发展铺平了道路。

（三）建立临床医学学科博客服务系

学科博客技术是指利用博客系统为特定学科提供知识性服务的一种技术性信息服务。临床医学专业博客建设主要依托于临床医学专业博客用户群，为所有临床医学专业的博客用户提供专业的学科博客。医疗机构的各类馆员可以根据不同类型用户的实际需求，利用医疗机构图书馆的各类数据库，进行临床医学资料的检索、查新、归纳与整理，并将经过加工处理的临床医学相关文献资料及时发布在医疗机构图书馆的信息服务平台上，以方便临床医学专业的各类用户浏览。临床医学技术专业博客信息服务平台是医疗机构图书馆将其发展成为一种新型的临床医学技术专业知识服务的重要理念。其主要目的是通过网络平台的建设,帮助医疗机构图书馆与所在医院的临床医学技术专业博客用户之间建立以博客为主要载体的临床医学技术信息服务渠道,使得博客平台能够更全面有效地传达临床医学各个门类的前沿资料、知识和临床医疗动态,为满足临床需求提供专业的医学博客服务。

(四)医院科研信息支持服务的主要内容

从对医院科研工程项目的管理及科研使用者的实际要求角度考虑,医院为科研提供的信息支撑服务,主要包括医学专业的信息支撑服务体系与非医学专业科研人员的信息支撑辅助服务体系两个大部分。

1. 非学科性专业的教育科研资料辅助和支撑体系

非专业性的高度专业化科研信息支撑管理系统包含多个模块,能够提供全面的科研政策和招标报价文件信息查询管理、科研课题申请和工作流程信息、已结合的科研课题信息查询管理、不同知识层次的医学院科研课题招标报价信息发布管理、医学院科研期刊的招标报价信息查询管理,以及医学院科研课题和其他学术论文的信息等。这一科研信息支撑管理系统由多个信息系统组成,为科研资料的公开披露和传播提供了有效的软件平台。对于医院科研工作者而言,它具有重要的参考价值。该系统的建立和形成将促进科研工作者的工作效率,提供更便捷的信息查询和管理服务。它能够帮助科研工作者快速了解最新的科研政策和招标报价文件信息,便于他们进行科研课题的申请和工作流程管理。同时,科研工作者可以通过该系统查询已经相结合的科研课题信息,了解相关领域的最新研究成果和进展。此外,医学院科研课题招标报价信息发布管理系统能够根据不同知识层次的需求,提供相应的招标报价信息,便于科研工作者选择合适的课题参与。同时,医学院科研期刊的招标报价信息查询管理系统也能够方便科研工作者获取最新的学术期刊招标信息,有助于他们发表研究成果和交流学术进展。总之,该非专业性的高度专业化科研信息支撑管理系统对于医院科研工作者来说具有重要的意义。它拥有多个模块,能够提供全面的科研信息查询和管理功能,为科研资料的公开披露和传播提供了良好的软件平台。它将在促进科研工作效率、提供便捷服务等方面发挥重要作用。

2. 医学专业信息支持服务系统

通过构建完备的信息支撑系统，我们的服务可以从情报需求、资金平台、信息服务平台、客户训练、需求反馈等五个方面来支持科研工作者的需求。其中，我们的主要目标之一是打造一个更加专业化的科研信息共享服务技术支持创新平台，以充分利用医院数字化信息资源、科研人员的实际需求和学科图书馆员、知识产权等信息服务，实现与国际市场需求的无缝对接。借助这个平台，我们可以形成一个市场良性循环的医院科研技术信息共享服务和市场动态交互服务体系，并为广大医院科研技术工作者们提供高质量的科研信息共享服务，并保障价格的优惠。这样一来，我们的服务不仅能满足他们的需求，还能推动医院科研技术的创新发展。

（1）根据现代人类的生命周期理论，医院科研课程所需进行的研究可以大致分为提出建议、实施和结题三个阶段。在每个阶段，不同的研究内容都需要相应的文献资料信息支持。针对医院科研的不同要求，提供了一系列的信息服务，包括科技查新、代表性查询、科学技术查新、代表性检验、原文搜集与获取、馆际互借以及文献引用与收录评估。这些服务针对不同发展阶段的需求，为科研人员提供了必要的支持与帮助。尤其在科研项目立项调查阶段，信息服务已经成为项目小组调查工作的重要组成部分。通过提供定题资料和信息检索服务，确保了项目目标及相应的技术解决方案的顺利进行。这种信息化服务模式不仅能够更有效地保障项目的创造力和创新度，还有助于改善和提高信息化服务的质量，从而有效地保障医院科研活动的顺利开展。

（2）资源服务平台导航的建立旨在为医学科研人员提供方便，使他们能够及时搜集和管理本领域专业性的学术期刊。为此，我们建立了电子医学杂志期刊分类和检索导航系统，并基于管理型期刊电子医学杂志建立了相应的分类和检索导航服务。我们的医学期刊的学科分类目录导航系统以各个电子学科分类全文目录导航为基础，在各个电子学科医学期刊学科全文信息数据库中整合和分类汇总了已收录的各个学科专业性电子医学期刊资源。按照各个电子学科的不同特点，我们统一呈现给广大读者。这种电子学科分类目录导航系统不仅是对中文字典词汇分类导航系统的有效补充，更能更好地满足用户对医学信息检索的准确要求。通过资源服务平台导航，医学科研人员能够方便地查找到所需的学术期刊资源，有效提高科研效率。致力于不断完善和更新导航系统，以更好地满足用户的需求，并为医学科研事业做出贡献。

（3）医疗技术工作者的临床信息技术素养训练和教育主要通过参加我国高等专科医学医院图书馆每年定期举办的各类图书读者知识培训和专题讲座来进行。这些培训和讲座的内容主要涉及临床文献资源信息的收集、检索和管理的基础知识，以及各类临床医学文献资料库的收集、检索和整理利用等技能。然而，这种普遍适用于大众的专业训练教学形式在具体内容上存在一些限制。一方面，由于我们缺乏与不同相关专业学科和不同专业知识背景的完美相互整合，这种训练无法满足所有专业医护人员的个性化培养需求。另一方面，由于训练的时间和空间限制，这种形式的训练也难以全面满足专业医护人员的各种培养需要。而且这些也是直接地会决定着整个培训的效果。针对目前学术用户服务训练中普遍存在的不足，目前采取学术文献研究服务类的工作人员逐步发展走向某一科研机构，为某个教研科室和某一科研项目的文献研究工作人员同时提供一些具有一定针对性的应用信息文献资源技术介绍和应用相关学术文献检索等新技术的用户训练可以作为其中的补充。此种系统是一种具有高度个性化的医院信息技术训练管理模型，已被医院和用户广泛接受[8]。通过建立诺尔斯用户在网络教育学习中所需要的基本教学知识库，借鉴诺尔斯成人多媒体自导式的网络教育学习课程和模式的基本教学理论和国际实践应用的原则，将诺尔斯成人训练视频课件、数据库中的案例介绍和诺尔斯多媒体教学视频课件以及其他多种形式直接挂到网上，用户也完全能够根据随意根据实际情况进行选择、随时随地从网上自动选择所需要的、感兴趣的学习内容等并进行网络学习。

（4）信息的传播可以分为公开网络信息传播环境和个性化信息传播环境两个层次。公开网络信息传播环境是专门面向图书馆各学科用户的，为其及时提供所需的信息资源和网络科研服务平台。这种形态的网络化信息服务是公开和广泛大众化的。而个性化信息传播环境则采用自动化的定制、推送和嵌入等技术,将所有信息实时传递给科研用户,并将各种个别信息放置在空间中,以支持科研用户方便快捷地获取所需信息。个性化信息定制和推送服务对消费者而言,除了信息检索外还是一种有效的信息获取途径。

(5)在图书馆服务质量评价方面,我们应高度重视对科研项目的溯源和用户资料的信息反馈。为了建立良好的用户需求反馈机制,我们需要及时跟踪和收集用户的需求意见和建议。同时,将这些需求反馈与图书馆各类评审数据的分析结合起来,对图书馆服务质量进行客观评价。这样做不仅为图书馆提供改进和调整服务模式的方法和内容,也为图书馆提供了有参考意义的指导。

(五)建立并完善医院图书信息共享服务平台

随着我国现代医药科学的迅猛发展,我国医药医院及其教学机构以及医药领域的广大师生们在其教学、科研、医疗技术工作中十分依赖于医药信息服务。我国高校医学院图书馆依据该校学科发展的战略目标、专门的学术机构设置以及重点学科、专门技术领域和其他相关学科专业的建设,合理配置馆藏资源,逐步形成了具有自己特色的馆藏体制制度和系统架构,为学校的高等教学、科研能力水平提供了大量文献信息资料以及相关信息保障。而作为学校临床教学和实习中心基地的每一所教学医疗机构亦虽然都在这里修建着不同规模的图书馆,但因为之间缺乏良好的沟通和合作而使得重复订单的情况严重,带来了资金和人力资源的严重浪费。另外、各类图书馆由于经费投入不足、仅仅注重对核心期刊的订阅,许多期刊都会出现遗漏订阅的情况、导致其他文献资源的保障比例下降、无法充分满足教育医院的科研、教育、实践和学术生的需要、这种情况直接影响高校的教学工作开展以及教育医院的科研技术水平提升。

医学医院图书馆及教学医院数字资源共享的必要性。我国的医学科研专门医院及其教学中的医疗机构只有及时掌握最新的医疗技术理论、药品技术以及管理实践经验、才能进一步提高医学科研水平、培养一批具有创新能力的优秀合格医学人才。只有真正地实现了医学类医院与教学医疗机构之间相互分享的信息资源,才能构筑一个具有区域特色的数字信息资源共享服务平台,才能够避免了各种重复订购、遗漏等信息资源,这样我们才能彻底解决了教学医疗机构信息资源稀缺的问题;这样我们才能彻底地打破了医院图书馆封闭式的制度,面向社会推广信息服务的工作,这样我们才能真正做到实现信息资源在社会上的利用率与效益最大化共赢发展。

医学图书馆和医院教学资源共享服务平台的建设总体目标是利用医院现代化的网络信息技术设施,以我国医院的网络图书馆医学网站门户为主要入口,整合现有的医学数字资源和网络基础设施,并以医院数字资源的综合建设和软硬件服务平台的建设为核心任务。此外,还重点加强医学数据仓库功能、建立医学数据共享服务平台,并重新整合异构型的医学数字资源系统。同时,我们初步建立了全国医院数字资源查询管理系统和互动式的医院数字化医学参考信息顾问服务平台,全面提升了医学院及职业教育重点医院的信息化医学服务质量和水平。我们的目标是努力打造一个结构合理、数据丰富、科学技术先进、服务优质快捷的现代综合性高等医学教育数字化临床信息技术资源共享和服务平台,为高等教育医学院及其他医学专科教育机构的师生提供方便、快速的现代综合性教育医学临床信息技术资源服务。我们的目标还包括彻底改变目前综合性医学院和其他医疗专科教育机构信息资源稀缺的社会现状,消除相互依赖获取医学信息技术资源不平等化的现象。每一所高等教学医院都与相关的医疗教学技术、医疗科研工作以及教学医疗服务人员的技术水平密切相关。

建立并完善医院图书信息共享服务平台主要内容:

1. 数字信息资源建设

根据不同用户的实际需求,在我国各地的医疗专业医院和其他高等教育科研机构,广泛利用了医院自身原有的医学与应用数字文献资源的基础上,分别引入了多种文献数据库,及多种电子技术数据库资源。同时,还自建立了一个具有独特的中国药学院特色的随书电子技术杂志,并逐渐发展形成一套以中国医学药学专业研究人员为主体,兼顾学术信息、管理性和专业性强的医学文献数据资源安全保证体系。

这个安全保证体系包括全文资料库和中国网络医学免费资源数据仓储库,

旨在确保医学文献数据的安全性和可靠性。通过集成多种资源,提供全面、高质量的学术信息,满足不同用户的需求。这些资源的引入和建立为医学药学专业研究人员提供了便捷的获取和利用医学文献资料的途径,推动了科学研究和临床实践的发展。同时,这些资源也为医学教育和培训提供了重要支持,提高了专业人才的素质和水平。

2. 共享平台硬件建设

为了高效地存储各类数字化数据资源,购置一套容量达20TB的磁盘阵列,将有效保障我们对数据资源的快速存储需求。除此之外,我们还可以购买硬件网络防火墙、核心网络交换机、服务器端口以及无线路由器等基础装置设备。搭建一套数字化资源共享网络服务硬件平台设施,这将为整个网络系统提供安全的数字化基础信息网络资源,并保证其正常使用。通过以上的设备和系统的完善设计,我们能够有效地保障整个网络系统的安全性和稳定性。这样可以确保数字化基础信息的顺利传输和使用,从而满足我们对网络资源的需求。

3. 共享平台软件建设

引进了异构式数据库的统一查询系统及校外资源的访问管理系统,研究人员开发了信息资源服务平台及互动式参考顾问服务平台。深化参考顾问咨询服务,运用网络来开展各种形式的、个性化信息服务工程。

4. 总体设计

平台的整体构建主要是从覆盖综合数字文献检索咨询服务、个人信息互动服务和个人互动文献参考检索咨询3个主要服务方面体系进行综合出发,通过综合个人互动数字图书馆、数字文献资源统一文献检索服务和个人互动综合数字文献参考检索咨询服务系统综合建设,形成了这个一站式覆盖综合数字文献检索咨询服务和个人实时信息互动的参考咨询服务平台体系,为需要开展学科教学及相关科研活动的人提供了优质个人信息服务资源与咨询服务。

5. 建立数字资源共享联合服务机构

从我国各大医学医院图书馆和教学医院的图书馆中分别选拔出现有的信息服务专家和技术人员,组织成立了资源共享的信息服务部门,面向各大医学医院与教学医疗卫生专家开展了馆际互借、文献传播和相关联合参考顾问服务。充分利用我国高等医科医院图书馆的人力资源与技术优势、给予我们的高等教育专业图书馆师生提供课题查询、研究方案追溯、信息推送、训练演讲等多种服务。

我们可以构建一个基于中国知识基础设施工程（CNKI）的知识产权服务平台的个人数字图书馆,让任何热爱阅读的人都可以在字图书馆平台上自由下载并创建属于自己的图书或个性化的数字图书馆。然而,由于个人定制的创建流程相对繁琐复杂,以及图书页面内容和分类设置的多样性,对于普通用户来说可能有些困难。为了充分发挥医学院副院长和图书馆馆员的专业优势,他们应该能够全面准确地掌握图书使用者的基本信息和需求,并善于指导和协助图书使用者自行设计高质量的图书。通过建立CNKI学术服务平台系统,主动组织各类学术文献馆、学科学术类型主题文献馆、原版学术类型主题文献馆、自创学术类型文献资源馆等,为其他用户提供更有组织性的构建平台。同时,通过系统自动推送与其他学者组织圈动态相关的最新学术研究成果,并主动推荐具有高质量学术研究价值的优秀文献作品,及时向其他用户提供"学者圈"内的新兴学术动向和新产品。这样可以使用户更加方便地获取相关信息并参与学术交流。

为了方便使用者充分利用医学类专科医院和各类高等教育医疗机构的图书馆所拥有的大量数字资源,引入了中国高等教育文献保障系统（CALIS）统一检索系统,并建立了医科医院图书馆和其他教学医疗机构的数字化信息资源共享统一检索平台。这个平台可以让使用者在网络中同时检索多个系统的多种信息资源。只需输入一个检索式,就能够获得多个数据库的检索结果,并进一步获取详尽记录和下载整篇文章。在过去,用户需要逐个进入各种数字资源检索接口的界面进行检索。每个数据库都有不同的检索技术和途径,使用者必须熟练掌握每一类数字资源的检索方法。为了解决这一问题,整合了现有的异构相关数字数据资源信息,建立了一个统一的数字数据资源查询与分析检索服务平台。这样,不论是医学类专科医院还是各类高等教育医疗机构的图书馆,在通过网络购买或自建方式获取数字资源时,都可以便捷地实现全面的检索。这个平台提供了综合利用异构数字化资源的便利性。充分考虑了不同医疗机构和教育机构中存在的异构数字化资源，并对其进行整合。通过搭建这套异构数字化资源检索服务平台，能够满足广大用户对数字资源信息的检索需求。无论是医科医院还是其他教学医疗机构，在网络中输入一个检索式后，就能够同时检索多个系统的数据库，并获取详细记录并下载整篇文章。这样，使用者可以更加高效地利用数字资源，提升工作效率。

参考咨询顾问服务平台是一种可搭建的重要工具。数字化的参考性咨询服务主要通过利用当地图书馆或在互联网和移动网络上分布的大量数字化信息资源，以电子邮件、网页列表和在线聊天软件等形式，为遥远及远程客户提供无需受时间和地点限制的数据和信息咨询。这些服务包括非实时同步数字参考顾问、实时互动同步数字参考顾问和合作性同步数字参考顾问等三种类型。虽然每种顾问和咨询模式都有各自的利弊，但构建一个集成多种顾问和咨询模式的完整参考顾问和咨询平台显得尤为必要。

6. 促进国家数字化信息资源共享服务平台建设综合利用的政策措施

（1）合理布局网络，统一资源采购

在实现图书馆共享数字资源和节约经费的目标方面，我们需要进一步建立一个以医疗医院图书馆为核心的数字化建设机制，并由各高等教育医院图书馆作为成员进行共享。同时，应与医疗医院和各高等教育图书馆共同组织和制定相关的数字化资源共享建设的整体规划。为了实现这一目标，可以在北京医院医科院的图书馆内部设立一个采编管理中心，统一进行采购和共建工作，并分别进行共享利用。同时，医学院的图书馆必须充分考虑到所有用户的需求，并结合我国大医院及其他教育医院的特色、专业偏好、学科优势和发展目标来制定切实可行的人力资源管理体系构建方案。

（2）加强对数字资源共享服务平台的宣传和训练

医学医院图书馆定期组织参加各类大型高等教学医院举办的数字资源共享与综合利用技术讲座。这些讲座旨在帮助学习者更好地了解和利用数字资源共享平台，包括各种数字资源的内容、服务计划、参考顾问和咨询方法等。除此之外，我们还特别培训熟练掌握数字共享资源检索手段和数字共享服务平台的实际使用技术的参考顾问，以提高本院和教学医疗机构师生的信息查询检索技能和信息服务工作者的技术服务水平。

（3）完善管理机制

健全数字信息资源共享的服务和管理体系。医学医院的图书馆与各教育医院的图书馆要做到了分工清晰明确、各负其责、统一配合协调，相互帮助。定期组织召开加盟图书馆的联席会议，深入研究探讨各类数字资源共享服务平台在综合运营中所遇到的问题和解决方案、如何让各类数字资源的综合利用效益得以最大化[9]。

（4）以用户为中心，关注用户信息需求

通过IC（以用户为中心与一站式服务）的核心概念，我们意识到在实践工作中，管理人员常常以便于管理为立场和出发点，而忽视了阅读者的需求。然而，随着现代信息技术和电子计算机应用的进步与普及，学习模式和信息处理方式也发生了巨大变化。用户越来越依赖计算机和互联网，在问题解决和研究探索方面，采用了群体协作等多样化的方式。获取信息的途径也不再局限于传统的纸质文献，而是更多地利用数字化的网络资源。信息需求呈现出深度、个性化和多样化的趋势。因此，各类图书馆都必须始终坚持以用户需求为中心的价值观和服务理念。用户需要密切关注广大用户的实际需求，优化工作流程，合理规划图书馆空间，提供方便快捷的服务。只有这样，才能充分满足广大用户不断增长的信息需求，并赢得广泛认可。要以用户为中心，并以一站式服务满足他们的需求。无论是通过数字化的网络资源还是传统的纸质文献，都要确保把最有价值和相关性的信息传递给用户。要以用户的角度思考问题，在解决问题的过程中尽可能满足他们的需求。换句话说，立场和出发点必须始终是服务于用户，并秉持以用户需求为中心的价值观。只有这样，才能在这个信息爆炸的时代，保持与用户的紧密联系，持续提供高质量的服务，赢得用户的持续支持与认可。

（5）支撑群体协同学习的研究，扩大信息服务的内容

当前，不再简单地要求人们保持安静，而是提倡搭建多个协作性讨论室，以实现动态与静态的完美结合。这种趋势在我国各大医院的图书馆同样存在。因

此,有必要为这些图书馆创造一个能够促进广大患者交流的空间,配备投影仪、电脑、白板等设备,以便各类医疗卫生工作者参与到病例的探索、群众性学习和科研社群的协作中去。同时,图书馆员也应积极开拓馆内信息服务的内容,比如为馆内用户提供信息技术指导,帮助他们更好地熟悉馆内信息技术装置,掌握医疗领域研究常用软件的实际应用。此外,还需要培养广大使用者的医学信息综合素养,使他们具备收集、整理和利用医疗信息的能力。这方面可以提供写作指导,包括基本药物科研和工作的技巧、报告和博士论文写作的基本技巧、着录操作规范以及如何正确选择各类杂志投稿等。同时,也应推行循证医疗服务,全面收集和整理所有证据资料来源,提供数据组合,利用信息计量等情报学方法对相关科研项目进行描述和评价,预测发展前沿,提供信息增值产品。此外,还应提供推送服务,及时发布最新的图书和期刊目录等资料。所以,医院图书馆必须实现多种职能的综合整体集成,使各种相关因素有机融合,以充分向社会传达并突破用户需求为中心、实施全程服务的价值观和核心思想。

(6)联动相关的信息机构,优化馆员的知识结构

医院图书馆的管理人员在业务素质等方面存在问题,这已经成为开展广泛和深层次信息服务活动的最大制约因素。国外医院IC项目的建设中,图书馆正寻求与我国医院内的其他医疗机构和信息服务机构单位合作,共同为医院内的人员提供信息服务。这一启示也提示了各级人民政府,医院图书馆需要有意识地积极借力于自身发展,并与医院内部相关资源和信息系统单位进行沟通协调,整合人才资源。例如,计算机信息学科专业擅长运用计算机技术,可以为读者提供有效的信息技术服务,还可以对馆员进行培训,以优化其知识结构。医院图书馆员本应具备有关图书情报基础知识、医疗技术知识、电子计算机和网络知识以及有效运用计算机和互联网的外语技巧,不仅需要是医疗信息资源管理人才,还需担当知识引路人、信息技术专家和科研人员学科领袖等职位。为此,他们需要更多时间来充当这些角色。

(7)运用现代化的信息技术,完善的配套服务设施

IC的独特魅力也体现在其对于信息技术的运用与舒适阅读生活环境。医

院图书馆应当实现馆内所有的无线网络全方位覆盖,并且要布设充裕的网络信息站点和电源,使得用户可以在馆内有条不紊地随意获取文献资料。同时,利用先进的数字化图书馆管理技术手段进行人才资源的整合,加强对数字化馆藏人才资源的培养和建设;利用博客、简易消费信息集合、标签、维基等 WEB 2.0 技术以及通过移动互联网等新一代技术来整合我国社会互联网的功能,使得图书馆员与用户及其他用户与图书馆员用户之间能够形成良好的交流互动[17],吸引更多的用户主动积极参与到虚拟咨询项目中来,充分挖掘隐性知识,提供一种更高水平的虚拟化咨询服务。在研究建设一个医院图书馆的整体环境景观设计理念方面,应该更加密切关注其所在视觉上的一种审美观和美感,营造一种宜人的现代中华民族传统文化医药科学艺术传统文化高雅气息,刺激我们联想,启发我们的科学思维。

随着信息科学和技术的迅猛发展,医院内部对信息服务的需求日益增大,且变得越来越繁琐。然而,传统的医疗卫生信息服务已经无法满足用户的需求,导致医院图书馆在医疗卫生管理体制改革和发展中常常无法适应甚至被边缘化。因此,为了满足用户需求,我们必须不断创新和改进医院图书馆的信息服务模式。在这方面,IC(服务管理理念)为医院图书馆的建设提供了有益的思路。我们应该深入研究和探讨如何改善和提高图书馆的服务质量。现代中华民族的传统文化医药科学艺术也给我们提供了启发,激发了我们的科学思维。总之,要从一个虚拟的空间发展为一个实体的空间,以完善用户体验。通过这样的优化,可以有效提高读者的满意度。在医院图书馆建设与发展中,应努力创新,改变现有的信息服务模式,以满足不断增长的需求。

第六章

推动医院图书信息和大数据融合的措施

一、注重医院图书信息技术专业人才培养

随着全球云计算时代的到来,大数据产业市场规模不断扩张。2016年9月,教育部增补了"大数据技术与应用"这门普通高等职业技术教育课程,该课程专注于计算机技术专科学士学位的授予。选择这门课程是为了满足当前市场需求并做出合适的职业选择。同时,考虑到高职生来自不同的学历和知识层次,如何准确确定自己所学专业的定位以及其中的大数据应用,对于面向学士和硕士学位专业的就业岗位和培养目标来说,是一个需要认真思考的重要研究点。接下来,我们将会结合自己所在医院专业的实际调研情况,深入探讨本科专业的未来发展。

(一)医院图书馆职业岗位分析

"大数据技术与应用"相关专业人才的培养所需要考虑到的各个相关职业岗位应当就是应用型技术性相关专业人才所需要考虑和从事的各个相关岗位,经过长期的市场调查和研究综述分析,适宜于针对下列各个相关岗位的专业技术人员来进行培养,具体我们可以在实施时考虑选择2~3个其他相关方面的专业岗位作为重点。

1. 大数据运维工程师

保障了医院的大数据服务平台的正常运行,通过系统自动化的监视、集群化配置等各种信息技术手段,保障了医院的大数据服务平台在整个医院中都能够长期、稳定地完成和承担起支持医院的大数据服务的各种工作和任务。为达到

这一目标,必须建立专门的委员会负责平台部署、监督、检查和测试,并确保其具备一定的安全性和管制功能。这样可以保障医院的大数据服务平台的顺利运行。

2. ETL工程师

ETL工程师是整个数据流预处理团队中的核心成员。他们通过采用多种信息技术手段,如实时抽取、整理、传输和加载处理等方法,结合各种处理工具,实现了对大数据的快速清洗,以提供高效、有效率的数据分析服务给用户。同时,他们还提供丰富优质的数据分析信息处理资源,以满足用户的需求。ETL工程师的工作确保了大数据分析的准确性和可靠性。此外,他们还进行实时校验,以确保数据的质量和一致性。他们在数据处理过程中扮演着不可或缺的角色,为大数据分析领域的发展做出了重要贡献。

3. 大数据应用开发工程师

主要负责软件应用研究和开发。通过大数据应用软件进行分析和处理,结合软件开发的流程,按照医院的各种需求来完成大数据应用开发的各个环节中有关的软件设计和其实现的目标。必须有一定的文档撰写、系统调查和测试等技术方面的知识。

4. 数据可视化工程师

主要从事大数据的可视化设计和研究。他们运用大数据智能报表管理技术、商务智能报表管理工具以及各种常见的Web应用程序研究框架和开发语言,致力于设计、开发和展示医院中的智能报表应用。通过这些技术手段,他们能够直观地展示基于大数据的智能报表应用给消费者和顾客,为他们提供真正有用的信息和数据分析。

5. 大数据售后/技术支持工程师

主要从事售后服务和技术支持。该岗位要求了解大数据平台的基本架构和操作维护,并能够仔细阅读与掌握平台日志。工程师应能够快速分析并确认定位期间发生的故障,并对已解决的故障进行排查,并采取适当的安全措施,以确保大数据平台的稳定和正常运行。这些工作的执行有效地保障了整个大数据平台的顺利运营。

6. 大数据实施工程师

主要工作负责医院大数据应用平台的研发部署。他们的主要职责是负责研发和部署医院大数据应用平台。为确保快速、高效地完成设计、搭建和安装医院大数据服务平台和云环境，大数据实施工程师需要掌握综合应用服务器、交换机等云、网络相关技术的专业基础知识，以及云存储、虚拟化、云计算和大数据等领域的技术。在具体工作中，大数据实施工程师会涉及医院大数据管理系统和医院云计算平台的基础架构、搭建、测试以及安全管理监督等方面。他们将针对医院的需求，进行数据分析和处理，设计并优化医院大数据管理系统，以提高数据的存储、检索和分析能力。此外，他们还将负责监督医院云计算平台的安全管理措施，并进行必要的漏洞修复和风险评估，以确保数据的安全性和可靠性。

随着互联网与大数据时代的到来，对于大数据技术和管理人才的需求也随之而生。在大数据技术领域，专业人才需要具备能够同时处理和利用大数据进行互联网分析的能力，这既包括工程师也包括科学家。这类专门从事大数据工作的人才需要具备一系列专业技能，如商务和数据分析、数学分析、自然语言处理、统计学等等。他们的专业知识涉及面广泛，只有能够系统地对所学内容进行分析，并能在实际项目中灵活运用。此外，他们还需要具备团队合作精神，创新意识以及实践操作能力等多方面的综合素质和技巧。在互联网与大数据时代的影响下，对于大数据技术和管理人才的需求也随之增长。在大数据技术领域，专业人才需要具备同时处理和利用大数据进行互联网分析的能力，这包括工程师和科学家。从事大数据工作的人才需要掌握多种专业技能，例如商务和数据分析、数学分析、自然语言处理、统计学等等。在广泛的专业知识领域中，只有能够系统地分析所学内容并在实际项目中灵活运用的人才才能胜任。此外，他们还需要具备团队合作精神、创新意识和实践操作能力等综合素质和技巧。随着大数据技术的快速发展，对于这类人才的需求将会持续增长。因此，培养和吸引具备这些综合能力的人才将成为一个重要的任务。只有通过不断提升专业技能，加强团队合作和创新能力，才能满足互联网和大数据时代对于专业人才的需求。

然而,目前在中小医院从事互联网和大数据领域的技术工作者,绝大多数只是半路出家,并没有接受过系统化的学习和培养。为有效应对我国当前"大数据"领域人才短缺的紧迫形势,自2016年3月初开始,我国医院先后建立并获得批准开设了"数据科学与大数据"两类本科专业。截至2018年,已有248所高等医院本科专业获得审批并合并创设了该类专业,远超2016年的仅有3所。这些工程学专业的本科课程教学结构完善,涵盖了无机数学计算、地理统计和无机电子信息工程等多个专业领域,可以满足市场对复合型工程技术专业人才的需求。这些专业的设置为培养更多的专业人才奠定了基础。

(二)医院图书信息技术人才的知识面融合

1. 图书馆和从事相关专业的人员必须具备相关专业的基础理论知识,这是进行图书馆工作的首要条件。众所周知,图书馆是一门高度专业化的领域,具有独特的研究领域、内容和制度体系。对图书馆管理、图书馆事业及其发展规律进行系统理论的学习和掌握,有助于全面了解和认识我国的图书馆事业。通过深入体验和领会图书馆工作的基本内涵及其意义,研究出正确的对策,解决了图书馆在运作过程中可能遇到的问题。在二十一世纪的今天,尽管图书馆工作的宗旨目标、内容发生了深刻变化,但仍迫切需要用我国传统的图书馆理论方法深入研究和探索未来各类图书馆的业务及其发展规律。同时,需要不断探索新形势下产生的新型图书馆学,通过研究各类图书馆的理念和学科方向,进行新的实践,提升图书馆学的国际社会价值和地位。

2. 我们非常重视医院相关专业学科基础理论知识的教育和学习,因为在我国,医学是一门广泛应用的学科,与其他多个专业交叉融合。医院图书馆收藏了大量临床医学以及其他领域相关的文献,这些文献被视为重要的医学资料。因此,医院图书馆员在实际工作中需要有针对性地学习临床医学以及其他相关学科的基础理论知识,如临床生物学、化学和物理等。同时,他们也需要经常深入临床病房及其他医疗部门,了解临床医学的最新动态,提高自己的临床医学和相关专业知识水平,扩大知识面。这样,他们才能为各级医院在慢性疾病治疗、教学、科研和管理方面提供有价值的临床医学文献信息,真正建立起临床医学信息资源和医疗服务人员之间的交流和纽带。

3.加强培养新一代信息学科的专业学习与推广应用是必不可少的,随着专业信息时代的不断深入发展,作为一个综合性、具备知识信息资源和服务信息的专业综合储备存储与传递机制的图书馆,面临着巨大的挑战和冲击。新一代知识和信息技术已经逐渐渗透到图书馆的各种服务和管理工作中,图书馆的自动化服务概念和信息自动化服务的工作内涵正在发生重大转变。熟练运用这些技术已经成为掌握图书馆信息自动化服务管理工作基本理论和技术的当务之急,并且对提高服务人员工作效率具有重要意义。为了实现我们希望改变传统服务人员工作和管理方法、提高工作效率的目标,我们需要将计算机自动化技术的学习和服务理念引入专业图书馆的服务工作。首先,我们应该了解并学习计算机自动操作系统技术,熟练掌握现代专业图书馆的"服务工具"。通过这些技术的学习和运用,我们可以培养全馆信息的综合组织、分析和管理能力,提升更深层次的信息服务管理技巧。如今,我们不仅可以充分利用计算机对特殊图书馆资料进行信息数据的采集、整理和压缩,还可以实现特殊馆的信息数据资源完全数字化在线管理,开展网上在线订购、借阅等服务。同时,也可以协助开展馆际信息交流业务协作并提供互联网服务。

根据《2017中国大数据发展报告》,我国地方大数据建设和发展目前还处于起步阶段。然而,资本和移动互联网等新兴产业被认为是当前地方大数据建设和发展的短板之一,面临人才不足的挑战。随着大数据技术的不断创新和广泛应用,可预见在高职医院领域,科学技术与信息化的创新驱动型人才对于大数据时代的医院变革将发挥重要作用。因此,国内许多高职医院已经开始设立与大数据技术及其广泛应用相关的专业课程。然而,我国高职医院在大数据类专业教育资源和科学研究实验环境方面仍存在较大的不足。如何培养一批具有应用性和创新精神的大数据类专业科技人才,成为高职医院正在积极探索和研究的全球性焦点问题。只有通过充实大数据类专业教育资源、提供科学研究实验环境以及与行业紧密合作,我们才能更好地满足大数据时代的医院需求,培养出对医院发展有积极影响的专业人才。

（三）大数据创新驱动技能型人才培养方案与课程体系设置

在贯彻落实党和国家支持大数据产业创新技术驱动战略方面,我们应坚持以大数据为市场经济发展的主导政策,促进产业发展的核心目标。自2016年起,国内已有32所医院获批建立各类大数据基础科学与技术应用专业,并与大数据相关的信息技术密切相关。这一进展展示了我们党和国家对于加快培养一批大数据科技创新驱动型创业人才的重视和关注。为了满足这些急需具备技术型、综合素质型和创新型技能的专门人才,我们需要正确理解并高度关注大数据时代创新创业驱动学术技能型专业人才的培养需求。基于此,经过研究和制定,我们提出了关于大数据时代创新创业驱动学术技能型专业人才培养教学模式的总体方案,并对本科课程教学结构进行了整体设计。这将为我们探索和推进各种支持应用大数据创新技术的创新创业驱动技能教育教学模式提供重要的研究指导和参考价值。

1. 培养思路与目标

我们已经设立了不同学科或多个学历阶段的相关专业人才培养目标。这些目标旨在培养研发相关系统大数据和科学研究的专业人才,以及研究相关系统大数据分析的专业人才。我们的教学目标是培养一批具有与大数据分析和应用密切相关的生产、服务和管理等方面的创新驱动力和高素质特色的专业技术人才。为实现这一目标,毕业生必须掌握大数据技术的基本原则,包括分布式档案信息系统、关联式数据库技术、非关联式数据库技术、海量数据分析与挖掘、算法和数据架构等多个方面的知识。此外,我们还注重培养医院生对大数据分析与处理的能力,以及大数据系统开发和大数据在实际应用中的操作能力。我们将从大数据技术的基础理论学习扩展至实际运用,要求学生具备一定程度的大数据服务综合运用能力。我们致力于培养一批以应用大数据为主导的创新驱动科技能力高素质的技术型人才。

2. 培养方案

通过学习多语言高级编程、Hadoop(海杜普)1等技术方法的实践,我已经培养了与多维大数据分析技术相关的专业知识和能力。我熟练掌握关系型和非关系型多维数据库系统的基本原理,以及对大数据分析统计和综合分析的基本方法和技巧。我还能够利用C语言和R语言提高编程技能,并熟练掌握综合分析和挖掘各种海量大型数据的基础理论和其他相关技术专业知识。通过综合分析和挖掘的应用处理,我能够对各种相关多维大数据技术进行综合分析和挖掘,进而了解在大规模数据中如何有效实现系统应用化和平台化的搭建。

3. 构建大数据专业实验教学体系

实验班的教学要求涵盖了实验的预习、实验操作、实验记录、实验态度和表现以及实验研究报告等多个方面,并根据这五个因素对学生进行综合评定。每24学时的实验班可获得2个学分,其中最小的学分单元是0.5。医院化也是实验教育班的基础课程之一。大数据技术相关教学专业的技术实验性综合教学系统的主要建设目的是不断增强和拓展培养专业学生的基础理论与技术实践应用技能的综合训练。该系统总体划分为四个教学维度,旨在有效实现对专业数据的分析挖掘和综合展示、算法的综合实现、数据库的分析、大数据相关技术的应用等各个方面学生的技能训练。该系统规划了10个教学模块和100多个专业实验性教学项目。

4. 大数据实验教学具体项目实训及案例

在大数据实验教学方面,一直致力于为学生提供多层次、多角度的项目实训和案例。特别是在医院大数据分析项目技术训练方面,注重让学生从基础掌握到实践应用。通过此项目,学生将更加熟练地掌握医院大数据信息搜索、大数据分析和大数据信息呈现等各个项目的基础知识和工作原理。另外,还高度重视大规模数据分析工具和技术方法的实际应用。

在本研究课题中,设计和开发了多种数据模型、信号挖掘和变量信号处理算法。利用直接数据挖掘和间接数据挖掘等方法进行信号分析,并建立了一个模型来揭示各种数据和变量之间的相互关系。为了更好地探索数据和模型的输出结果,综合分析了各种类型数据之间的复杂关系,并利用图形化工具清晰地展示出这些关系。在项目实施过程中,遵循了一系列关键步骤和要点:数据抓取、数据存储、数据清洁、数据重构、基础框架、数据处理、统计与分析、数据开发与挖掘。通过这些步骤,学生将熟练掌握与关系数据库和非关系数据库相关的基础知识,以及各种分布式档案系统的信息技术。此外,他们还将全面掌握关系式物联网在信息技术中的应用、时空序列数据的查询、分析和开挖操作。通过这个具体的实践项目,希望学生能够深入了解大数据实验教学的重要性,并在医院大数据分析方面获得实际应用的能力。这将为他们未来的职业发展带来巨大的助力。

5. 构筑全方位立体化的培养教育体系积极推动大数据时代高技能型人才队伍建设

由于互联网和大数据所覆盖的内容很多,因此需要做好以下三种类型的关键技术和人才团队的建设:

(1)已经成为实现对大数据的重要技术支撑和人才,他们已经具有很强的软件和编程能力,尤其是它们已经被广泛应用于构建一个大数据的存储、管理以及处置的平台等方面。

(2)精通处理大数据分析的人才;

(3)培养应用型和多元化大数据技术专业人才,以顺应高等医院对于培养一批高素质人才的要求。

大数据技术所需要的复合性人才,不仅在技术上要必须具备扎实的基本知识,更在于技术上需要具备充足的实际操作经验。唯有如此,将通过典型的数据分析算法演示、算法的实现和结合数据分析的应用情况和场景与个别案例对每一名学生在专业课堂上进行了数据分析的各个环节上的综合性训练,从而达到了实现专业课堂的实验性教学由传统的理论研究到实际应用、涵盖了原理的验证、综合运用及整个全方位实验的一套教育课程。因此,医院在招聘时应根据各种类型的人才特征,结合当前现代大数据医院对于大数据专业人才的需要,以就业导向和市场发展趋势,开展一套全方位、立体式(技能拓展模块+专业考核模块+集中实习模块)的大数据专业实习课程和教学框架,培养出一批理论和技能相结合的大数据高层次素质的人才。与此同时,还要积极地组织和开展一些相关的专业技术资格考核和训练,比如应用型的数据挖掘系统的工程师、应用型的数据分析系统的运维员。

6. 教学手段与措施

注意各个学科集群均衡发展,将所有的课程都设置得更加模块化、系统性,提高了教学方法。围绕国家创新驱动型的办学战略,树立了创新驱动教育的理念,把握了在教学的全过程中所有理论与实践之间的结构成分比例,并且更加注重对于实践技术能力素质的培养,通过充分利用医院自身优势资源,开展了校企合作共建的教学实践基地,把实际的教学活动由第一个课堂扩展到了第二个课堂、扩展到了医院,为了培养广医院生的技术运用能力的创造性发展实践环境,从而促进大数据技术专业的发展。

提升实验课堂教学效果的根本关键是要改善和优化实验课堂教学,在运用实践课堂的教学方法和手段上,应以课程项目作为主要的载体,采用一种验证型实验、综合型实验、创新型实验等现代化的实践课堂教学模式,结合大数据技术专业的不同特点对其进行了实验课堂教学,以大数据海杜普的实训课程为典型案例。

为了对海量数据进行离线数据挖掘,本实验采用了两种具有实际应用价值和技术优势的离线数据挖掘系统技术,并在类似于其他大规模数据的环境下进行了实验。基于hadoop平台进行了离线式的数据挖掘,通过系统技术来进行海量数据的采集、入库、分析,并以报表形式进行呈现。在进行研究性质的数据挖掘过程中,使用了多种技术,包括数据要求资料分析、数据采集、数据存储管理、数据清洗、数据仓储系统设计、ETL(抽取、转换和加载)、业务运作模式分析统计和数据分析。通过海量数据的离线数据挖掘实验,得出如下结论:这两种离线数据挖掘系统技术在处理海量数据时具备实际应用价值和技术优势。它们能够高效地采集和处理大规模的数据,并能够提供多样化的报表形式来展示数据分析结果。经过本次实验,认识到离线数据挖掘系统技术在处理大规模数据方面的潜力和优势。这些技术为数据分析提供了有力的支持,对于未来的研究和应用都具有重要意义。

7.围绕"创新"要求构建一个多层次且形成的模块化实验课程教学框架

培养学生的创新意识和创新能力需要一个持续的过程,而这也必须依靠完善的教学制度来提供保障。在我们进行实验教学改革工作时,完善的实验教学制度变得尤为重要。大数据专业知识结构体系不仅包含基本的和专门的课程,还与计算机研究和开发相关的技术有着紧密的联系。然而,在传统的计算机专业实验教学中存在着某种局限性,无法满足不断发展的大数据时代的需求。为了应对这一特殊情况,在现有实验课堂体系下,我们进行了调整,并构建了一套层次分明的实验教学体系。新的实验教学结构主要包括基础平台(用于进行专业基础研究实验)、技巧平台(包含综合型和设计类实验)以及拓宽平台(提供专门的创新类实验)。通过这样的实验式教学结构体系,我们将为学生提供更加全面和有效的培训。

(1)理论基本平台+科学研究理论实践平台+理论基本实践。本平台专注于面向中小学生的各个方向的大数据相关领域。其主要内容包括大数据相关领域本科专业的基本知识和相应的专业理论与实践课程。重点讲解大数据导论、数据库技术、编程技术以及其他与大数据相关的基本知识。此外,该平台还旨在帮助学生有效运用和执行实验过程中的基本手段与方法。通过该平台,学生在大数据领域的学习上能够简单了解所需涉及的相关科学技术领域范围,并明确各门相关专业课程的学习目标。同时,尽力激发和培养学生对相关科学技术专业知识的积极性和学习兴趣,提高学生的自主性和学习创新意识。

(2)综合性的科研技术实验平台–综合和设计实验。该课程平台以初高中各个年级的专业学生为主,该平台针对不同专业开设了多种专业课程,包括基础原理、海杜普大数据处理、Nosql(非关系型数据库)入门、ETL(数据仓库技术)入门等内容。这些课程旨在培养学生的数据库系统设计与应用能力以及综合型实验能力。此外,在与教育课程紧密相关的网络互联式教育课程之间,我们也需要共同进行互联式教育课程设计。通过联合式课程设计的实验,可以帮助学生更好地运用综合性知识点,并促进学生的思考、分析和解决问题能力的发展。更重要的是,这种实验还注重培养学生的创新思维和自主发展能力。

（3）不断拓宽研究平台。开展专业性强的创新技术实证课题研究。该学习平台以普通及中高年级的毕业学生学习为主，主要课程内容分别包含了各种相关技术专业的基础课程，以及各种新型大数据应用项目的管理实训。该训练平台主要目的是通过结合了一些大数据技术相关的创业竞赛和一些学院中小医院的发展需求，针对一些医院生创业开展了一些综合性的创业训练，并在这个训练过程中，进一步充分激发了一些引导型的医院生对于创新性的思考，鼓励他们积极参加了一些学院组织相应的医院创新型青年创业活动计划及一些其他医院相关的创业比赛。此外，多家知名医院共同开展合作成功打造了医院实习基地，医院和其他知名医学家的共同努力下也培养了在校学生在相关专业上的自主创新和社会实践工作能力。

（4）加强专业馆员团队建设是非常重要的。随着大数据技术的兴起，急需具备相关技术知识的数学馆员不断努力学习，使自己具备与数据相关的专业知识和技术创新实践的意识。为此，高校软件与信息工程技术学院的软件系每年都积极组织或要求软件相关学科的教师参加与应用大数据技术相关的专业训练班和研讨会。还与大型医院合作，组织参观学习，以保持在各项工程中对于相关专业技术的先进性。要求专业老师每年积极引导大数据相关专业的技术团队参加与应用大数据技术有关的创业比赛、创新项目，培养自主创新和创业的意识。此外，按照医院的要求，积极组织学生开展软件科学与教研研究活动。共同研究探讨与教学研究课题相关的软件教学实践问题，相互听课谈论并评议演讲，交流修改意见。通过共同努力，将增强各科专业的软件综合教学能力。

（5）改革后的学科实验教学班是课程的核心内容之一。由于我国工业计算机电子产品研发制造技术行业一直处在快速变化和技术革新的浪潮中，因此，在大数据技术领域这一重要的分支中，实验性课程的教学内容必须紧跟时代步伐，及时更新。设计工业实验教学课程时，我们需要充分考虑当前工业大数据的发展趋势和市场需求，并加强理论与实践指导。通过与专业岗位资格条件和专业考试认证内容的有效结合，我们可以将实验班项目与专业要求相结合。目前，大数据技术及其他相关岗位主要由专业人员组成，包括从事大数据研究和开发的工程师、数据分析师、产品管理师、架构师等多种类型的岗位。在医院实验班的招聘工作中，我们力求准确把握医院招聘的基本条件，并与专业考试知识紧密结合，以使学生在基础专业知识的基础上更加扎实，学习内容更具实用价值。

在指导组织小班和低年级高中课程的体育实践活动中，应注重将体育实验性质的课程和体育竞赛活动所学的专业知识有机地结合运用起来。我们应该通过多种方式激发小班、低年段的医学生们积极主动地组织和参与课外体育运动实践。除了组织小班课程的体育实践活动和校外课程的体育实践体验活动，我们还应指导和组织中年段、高年级的医学生积极参加国内外具有较大影响力和规模的科技专业体育竞赛，如"挑战杯"首届青年中国医院生科技创业行动计划体育竞赛、中国挑战杯首届青年中国医院首届医院生课外体育实践竞赛学术交流教育竞赛科技创新竞赛优秀作品获奖评选等。这样能够帮助更多的医学生扩展学术视野，开拓创新思维。在网络实践教学中，我们将引入各类互联网技术及其热门应用技术的相关内容，并将其生动地应用于实践课堂教学中。我们鼓励学生们关注各种互联网技术网站，以了解各种互联网热点应用技术、相关新兴产业及其应用技术。同时，我们鼓励学生们积极参与校内的各种互联网技术论坛，时刻关注和学习互联网的最新发展动向，努力与互联网这个世界巨人接轨，拓展自己的知识视野。我们还希望学生们能够通过网络充分了解各种互联网及其热门相关技术的应用，培养独立的教学逻辑、多维思考和自主创新能力，勇于尝试和实践。

积极推动各种类型的创新实践活动，包括引入大数据综合技术课程实训来丰富学生的高年级阶段课程。在这门课程中，我们希望能将馆员的课题、科研方案、社会应用和理论实践充分融入其中，激发学生对大数据实践的兴趣。同时，我们鼓励学生将所掌握的知识应用于医院实践，以拓宽他们的视野，并培养自主探究和创新能力。

针对毕业设计，我们提供了多样化的选题方向。毕业设计课程是检验学生才华的重要环节，学生可按照馆员提供的材料选择选题，也可以根据实习岗位上的需要进行选题。这种多元化的专科毕业设计选题模式有助于学生根据自己的兴趣发挥特长,并有效培养其实践技能和创造性。此外,高校还与医院建立了稳定的校外实习基地,积极推动校医协同创新。与医院密切合作,使学生能够将所学理论知识与实际医疗实践结合起来,增强参与社会实践的经验,并鼓励他们敢于开拓创新。

(6)改革传统的实验教学方法与手段

大数据这一专业的课堂设计理论相对枯燥,但具有重要的实践意义。在进行实验课堂设计时,若希望迅速掌握实验教学的良好效果,必须更加注重采用科学、规范化的实验方法。

现代化实验课程通过结合启发式实验教学、案例分析等多种教育手段,以及任务管理驱动的实验教学、翻转式课堂的实验教学、开放式实验教学和名师助教式的实验教学等方式,提升了大数据专业学生的学习兴趣,调动了他们对实验学习的热情。通过在实验课堂上的积极思考、分析和协同参与,学生的思维自主性、个性化思维发展以及独立思维的学习能力得到了激发和培养。

本文采用了开放、完善的实验教学考核模型,并充分发挥了学生在实验中的乐趣。根据不同专业特点选择适宜的实验教育课程作为考核手段,例如平时成绩可以根据实验完成的质量、任务完成率和创新性等多种因素进行评定,课堂上的各种表现必须具备透明度和统一标准。在期末班级的课程设计或综合实践中,我们可以采用答辩形式对学生进行评估,根据每位学生在校期间和答辩时的表现给予综合评定的总体分数,重点培养每位学生的个性化思维、独立观念和自主创新意识等素质。

二、提高医院图书信息数据隐私保护力度

移动互联网和大数据技术的快速发展为广大用户提供了丰富的信息和便捷的服务。然而,在这个过程中,用户的搜索行为和个人信息也面临着隐私泄露的风险,这与信息的精准发现和个人隐私保护之间存在密切的联系。在这个背景下,我们需要对读者自主检索行为进行严格规范和保护。针对大型医院和图书馆的隐私信息保护问题,我们可以采取多种解决措施,例如访问权限控制、加密、差分隐私和匿名化等手段,以有效限制未经授权的第三方获取其他信息的行为。

同时,我们还需特别关注医生和病患的隐私信息保护,如医生和患者的图书。通过建立健全的监督机制,我们能够有效保障其无形的医疗价值和社会资产。

(一)医院图书馆大数据所要解决的安全问题

1.保护用户隐私

在处理这些大数据信息时,会对医院图书馆网站和用户隐私安全造成一定的威胁。隐私安全保护通常包括匿名化信息保护、关联网络信息保护和地址信息保护等内容。然而,在深入研究和应用大数据的过程中,用户普遍关注采用大数据分析方法对其状态和行为进行判断,从而给个人隐私和安全带来较大的风险。目前,许多医院倾向于使用匿名方式处理数据,以隐藏某些标识符。然而,这种保护措施并不总能有效发挥作用,因为在收集和分析数据时,仍然需要准确追踪每个人的位置信息。此外,在网络上收集、整理大数据时,缺乏规范的安全性和监督机制,使得用户虽然容易泄露个人隐私,但缺乏对这些信息被他人知晓的权利认知。因此,选用正确的方法和手段来实施自我保护至关重要。

2.提高大数据的可信度

大量数据在人们眼中提供了真实情况的可能性,能够充分反映事实。然而,在一些大规模医院和图书馆的数据中,如果不能准确甄别和筛选出不好的信息,就有可能受到不良信息的引导。如今,大数据面临着一个重要问题,那就是存在虚假信息的情况。用户在分析完整数据后得出的结果可能具有高度的不确定性和错误性。这常常需要一种方法,即面向海量信息,搜集大量不准确的资料,从而误导使用者做出主观判断。在信息传递过程中,事件之间直接导致数据产生一定误差,同时也可能导致事件数据的失真。此外,不同版本的数据在传递过程中会发生较大的差异,随着时间推移,数据往往会发生变化,因此降低了信息的准确性和有效性。

3.控制好大数据的访问

在当前阶段,医院图书馆大数据的使用领域正日益扩大,各个部门和组织都更多地使用这些大数据。然而,由于预设职能角色的复杂性,访问和控制过程中存在一些困难。首先,由于数据的访问者身份多样化,人们对权限的了解不够充分,无法对用户角色进行二次划分,这也增加了难度。另一方面,医院管理人员在技术和基础知识方面的相对欠缺,导致对各个角色的具体权限分析受限,难以精准地把握和划分。要解决这些问题,可以采取以下措施。首先,应加强对大数据访问者身份的认知和管理,确保权限的适当分配。通过完善的用户身份验证和访问控制机制,可以为不同角色的用户提供个性化的权限设置,以满足其特定需求。其次,应重视医院管理人员的培训与技术提升,提高其对大数据技术和基础知识的理解和应用能力,以便更好地指导和参与权限的划分工作。此外,建议在制定大数据访问和控制策略时,结合实际情况,通过与各个部门和组织的密切合作,了解其具体需求和现状,以确保权限划分的准确性和针对性。同时,应定期评估和更新权限设置,以适应快速变化的医院环境和用户角色的演变。总之,医院图书馆大数据的使用与访问控制是一个复杂而关键的问题。只有通过全面认识和充分了解用户身份和角色,并加强管理人员的培训和技术提升,才能更好地实现对大数据的有效访问和控制。

(二)医院图书馆大数据安全与隐私权保护的有效对策

正如前文所述,如果未能合理采取安全保护措施,利用医院图书馆大数据可能会带来负面影响。因此,在推动医院网络大数据发展的过程中,保护隐私权尤为重要。在进行信息安全保护时,我们需要充分应用科学合理、有效的方法,确保对大数据的搜集和整理等工作得以妥善处理。以下是一些可以着手处理的方面:

1. 关于匿名保护技术

医院图书馆大数据的隐私权保护是一项重要的问题,使用相应的技术能够带来巨大的好处。当前,匿名保护技术正不断改进和优化。数据匿名的防御和保护措施相当复杂,攻击者和技术人员可以通过多种途径迅速获取更多有关数据的信息。由于匿名保护模型需要综合考虑各个属性,目前还没有明确的界定,这可能导致在数据隐藏处理过程中存在处理不到位的风险。因此,我们需要不断优化这种隐藏保护技术,以充分应用各种匿名保护形式,均匀地分配数据,并提高数据隐藏保护的有效性和服务质量。同时,这也能尽可能避免受到数据攻击者对隐藏保护实施的反复攻击,并优化隐藏保护的效果。因此,在当前阶段,加大技术优化和推广力度是维护大数据安全的主要措施。

2. 关于网络匿名保护技术

大数据的兴起与出现源自于互联网,因此,加强对匿名医院图书馆信息的保护是非常重要的。然而,在现代化的网络平台中,通常会包含视频、图片和其他文本内容。如果仍然采用传统的数据存储和保护机制来处理这些数据,将无法完全满足当前社交互联网对匿名存储和保护的基本要求。为确保网络上的数据安全性,可以采取分割节点的方法,来优化和聚焦图像的结构。例如,通过以节点分割为主的聚焦解决方案,以及执行基因算法的解决方案,都可以直接实施匿名维护的基础解决方案。在实现匿名和非线上保护的社交互联网数据时,可以考虑使用相关性预测和非线上保护方法,因为它们能够更加准确有效地从社交互联网中直接汲取增长和密度,提高非线上聚集系数,从而实施高效的隐私权保护。因此,采用这种网络匿名防护技术也是工作的一个重要任务。

3. 关于数据印发保护技术

对于这类技术而言,具体地说就是泛指把这些内容和信息在大量的医院图书馆数据中被包含和囊括的各种内容和信息,以一种嵌入的方式直接地融入大量的印发和保存技术之中,进而能够有效地保障这些大量的数据得以更加安全地收集和运用,而且还能合理利用和解决这些内容和信息在大量的数据库中不断地出现和错误。在实际上使用这种方法时,可以通过将数字化和多媒体等相互融合的各种数据格式使它们置于另外一种特殊的属性之中,此种方法是一种有效预防和控制被攻击者损坏的技术。此外,还有人建议尽量考虑引进一种基于数据型的指纹防盗保护技术。与此同时,为了保障数据安全独立的分析和存储技术在其中扮演着举足轻重的角色。因此,为了有效地提高系统的大量数据安全性,必须我们需要认真对待各个工作流程,为后期系统大量的数据研究和开发奠定良好基础。

(三)提高医院图书信息数据隐私保护力度合理化建议

1. 加强研发

个人隐私权益的保护与大数据安全息息相关,其泄露可能给其他人带来巨大的社会经济损失。因此,作为一名医院科研技术工作者,必须意识到加强基础研究,开发可靠且科学合理的创新技术的重要性。近年来,出现了几种国际生产率极高的智能手机个人身份号码认证安全技术,这为确保信息安全提供了可能。不仅动态手机密码和静态手机密码得到逐步改进,手机人脸识别和智能手机面部指纹自动识别解锁等新技术的引入,从多个维度大幅提升了个人信息的安全性。然而,在手机隐私信息的安全性方面,仍面临国际市场研究开发应用空间的挑战。对于医院数据安全信息的加密和隐私保护来说,专业的信息技术人员应将精力和时间投入信息加密技术和信息失真的深入研究中。此外,积极学习借鉴发达国家的成功经验,并结合实际应用情况对产品进行优化和开展技术创新也是必要的。

2.加强监督

医院图书馆信息安全保卫单位需要进一步加强对使用者的监督和指导工作,以确保为使用者提供一个良好的信息环境和氛围。在工作中,应该充分考虑使用者的权益和安全。应该从相关法律法规的角度出发,持续优化相关内容,并制定健全的互联网网络数据安全监测、评估和考核机制,建立相应的监督管理体系。此外,还应加强对信息系统装置和新兴互联网领域的监管和工作。同时,也要不断完善互联网数据防范系统,将安全问题责任落实到具体个人身上。

(四)大数据环境下医院图书馆隐私的特征体现

大数据时代下,个性和隐私拥有各种独特的功能和表现形式。医院图书馆的隐私数据化功能和特征尤其凸显。个人数据指已识别且可被视为自然人资料的各种形式。作为互联网中的一种信息载体,大数据包含的内容庞大而丰富,可以全面有效地对人类进行识别。其中,最值得提及的是"人肉搜索"现象,它是隐私暴露和识别的重要表现形式。隐私披露在互联网和大数据环境下具有隐蔽性,消费者难以察觉。这主要受多维数据和不同技术工具之间交叉特征的影响,通过这些联系和对应的技术手段,许多隐私资料可以被挖掘出来。此外,由于人们不愿意无意间泄露自己的隐私,其隐藏特征也非常突出。

另外,大数据环境中的隐私特性还体现在更广泛的价值层面上。在当前的互联网和大数据环境下,个人隐私从传统意义上仅为用户个人拥有和占有的资源,逐渐转变为可持续利用的资源,并成为一种新型的商品,具有较高的价值。社会上已经存在许多有关个人隐私和数据泄露的行为,例如推销电话和网络广告短信等。这些行为可能是在个人隐私被泄露后,针对购物等行为最大化价值的负面表现。

(五)大数据环境下医院图书馆隐私面临的挑战

随着医院大数据环境的发展,个人隐私面临着许多挑战。信息安全隐患导致个人隐私泄漏问题不断恶化。大数据技术的应用具有利弊两面性,在信息处理不当的情况下,可能导致用户信息隐私泄漏。当前大数据技术已被广泛应用于各行业,对客户信息的扩展起到了积极作用。虽然现代社会对个人信息进行了匿名和分类处理,并进行了紧密保护,但公开披露的匿名信息仍然可以被查询到,甚至能够更精准地搜索和定位一个人。由于用户个人信息安全和监管方面的进一步加强不足,导致用户个人信息泄漏等问题日益严重化,给个人隐私权保护带来了巨大挑战。

当前存在着大数据技术后的隐私安全问题突出的情况,而隐私保护技术的发展相对滞后,面临着较大的发展挑战。在一些医院的发展中,他们使用大数据和信息来展现自身情况。因此,医院和大数据技术的研究和应用也越来越多。然而,在信息资源监控方面没有得到进一步加强,对于实际需求里的信息隐私保护技术尚不足够,这可能会影响个人,并容易导致个人隐私受到侵害。此外,虽然大数据技术应用能够为人们的生活和工作带来便利,但并非所有情况都如此。大数据的可信度仍有待提高,因为由这些问题引起的决策失误是相当常见的。由于大数据涉及的信息量和数字化规模较大,其中可能包含一些虚假的数据资料,一旦被传播开来,将对其产生重大影响。

(六)促进医院图书馆大数据保护技术的创新和灵活应用

大数据安全防御分析技术是一种直接实现路径和有效载体,可以保障医院大数据的安全和用户隐私权益得到有效保护。它能够确保医院数据库的信息资源在医院数据库应用领域内得到及时的管理存储和分析。随着技术的快速进步,现代科学家加强了医院图书馆大数据安全与个人隐私之间的互相保护。提高应用大数据安全保护信息技术的安全自主性和技术创新性变得尤为必要。这不仅能够准确充分细化各类相关数据来源信息的资料来源和使用记录,还能够使其更具象化地满足对数据的真实需求,并对数据来源进行精确标记和严格审查,以还原真实的数据来源信息。随着移动互联网化和大数据应用时代的到来,许多问题在应用场景下会不断出现。在这种情况下,我们只需要网络用户再次确认自己的真实身份和管理个人资料,加强网络数据中心信息安全保护管理技术,就能够最大限度地保护所有网络用户的个人隐私,减少麻烦和社会负面影响,避免对个人经济和他人身上及财产上的安全构成严重隐患。

(七)充分利用互联网的大数据技术对抵抗的不良大数据进行垄断

随着医院数据安全信息时代的来临,许多大型医院、经济个体和社会组织都意识到了掌握医院数据安全信息的重要性。医院数据安全是工业技术革命和产业创新的重要动力和生命根源,也是保护个人隐私权益的关键。然而,一些行业巨头滥用自身拥有的海量医院数据及信息技术资源,对医院进行不当操作和违规行为,以此来控制对海量数据的传输和存储,从而影响了广大人民的正常学习、工作和财产生活。这种行为阻碍了互联网和大数据时代的健康发展,也增加了对海量数据的技术垄断。因此,必须采取措施来正确收集和合理利用海量数据及其信息,打破技术垄断,为医院提供公平合理、具有市场竞争力的平台。只有这样,我们才能充分利用互联网和大数据技术优势,为我国的社会主义民主发展谋求经济利益,避免对互联网和大数据时代信息的违规非法使用所可能带来的恶性影响。

(八)加强对社交互联网中大量的数据资料和信息传递的全方位监督

随着大数据时代的到来以及互联网信息技术的迅猛发展,社交网络已成为一个重要的社会生态系统产物,并在人们的问答沟通和交流中起着重要作用。许多年轻人积极参与网络社交,并且由于个人信息的隐藏和泄露问题,对于数据的安全性和监管变得非常必要。应该积极保护社交媒体和网络上的隐藏和匿名信息,运用现代科学和信息技术来维持和保护个人信息的安全,避免个人信息泄露带来的经济损失。社交互动的网络具有汇聚和沟通的功能,而在这种互动中不可避免地会产生各种相关关系和信息的广泛传输。因此,需要加强对各类社交内容的全方位监督和管理,以保护信息的完整性,避免这些关系信息被恶意或非法使用者滥用,从而对社交主体的生命和财产带来伤害。为了实现社交网络中对数据信息的全面监督,我们需要根据实际情况和大数据安全防范技术的普及程度,提升监督工作的全面性和针对性,进一步改善监督效果。

大数据时代为人们的工作、学习和日常生活提供了更广阔的发展空间和便捷方式。然而,同时也凸显了大数据安全和隐私权益保护的重要性,成为社会普遍关注的问题。对于医疗、图书馆等领域的大数据安全和隐私权保护政策的认识还存在不足,需要加强相关技术水平的改善。此外,在推动大数据安全和隐私权保护工作方面,还需提供良好的市场经济发展利用空间和政策保护,以增强其全面性和针对性。

1. 大数据安全隐私保护技术

大数据的安全隐私保护需要从技术的角度来进行实施。其中,数据可追溯技术在实际应用中起到了重要的作用,它能够帮助大数据使用者准确判断和确定资料的真实性与数字化过程,并对其进行数据分析检查,以验证结果的正确性。标记方法也被广泛认为是一种重要的技术,它在档案追踪和修改等工作中发挥着重要作用。另外,角色挖掘技术在大数据安全和隐私信息保护领域也得到了广泛应用。这种技术的广泛运用可以结合个性化和用户点击状态,自动地生成各种角色,从而及时完成各种个性化的业务。对于预测和防范各种异常行为和潜在风险,角色挖掘技术具有积极意义。此外,身份验证技术也被认为是一种非常重要的安全隐私信息保护技术。在实际应用中,该技术的主要目标是收集信息、进行数据分析和使用等。只有在确定了用户的真实姓名的情况下,才能获得相关信息,这大大增加了网络黑客攻击的复杂性和难度。

2. 大数据安全隐私保护方法实施

当前,网络大数据安全和用户隐私权益保护等新技术的知识引入和应用推广已经得到增强。目前正处于安全技术应用发展的关键时期,实际推广运用大数据安全和用户隐私权益保护相关技术仍然是最为重要和直接的安全保护手段之一。因此,在理论研究和应用推广方面,对于这些技术需要高度重视。在保护用户隐私权益方面,网站发布的信息匿名和隐私保护技术、信息数据库和水印处理技术等新兴网络技术已经在网站中广泛应用和技术推广。这些技术的应用提高了网站信息的完整性和信息安全性等方面的问题,彰显了它们的重要性。

保障网络大数据安全和隐私的有效控制需要立法层面的执行。在大数据时代,个人隐私权的保护得到了政策和法律条文的加强,并且注重制度和社会的完善和建立。对于盗取个人和公司等隐私的违法行为应该予以严厉惩罚,从政策和法律的角度维护个人和信息者的利益。国家主管部门根据大数据安全和隐私保护的需求出台了相应的法律法规。

要关注完善和重视隐私权保护机构的各部门组织人员。在监管和维护大数据安全隐私的工作中,我们需要有意识地加强大数据隐私维护部门的建设和监督,这个部门是负责维护和管理大数据安全隐私执行机构的机构,因此它的作用变得越来越重要。在公民隐私权的保护部门和机构建设中,应该加强对广大公民群众知识、专业技术和普法知识的宣传教育,提高机构处理和服务隐私保护事务的能力。还应积极引导政府和医院合理利用隐私信息,明确各类隐私信息的使用范围,划分隐私安全等级。

此外,应充分重视我国隐私权保护的知识宣传和教育活动,并进一步提高广大民众的隐私权保护意识。只有综合评价和重视隐私权保护,才能有助于维护信息的完整性。

(九)云计算数据安全隐私保护问题研究

医院图书馆的信息安全一直以来都采用了传统方法,明确规定了各个系统之间的信息和物理边界。然而,随着云计算的迅速发展,许多租户资源已经实现了共享,但却没有一个确定的输入点。对于不同类型的云计算用户来说,他们可以通过本地方式来存储和处理大量敏感数据,并且可以直接将数据资料和信息存储到云中。此外,一些云计算用户还在云中保存和处理个人数据资料,对于这些用户来说,云服务所提供的安全漏洞和防范措施成为保护个人隐私和数据安全的重要基础。他们可以根据这些措施和政策策略来制定科学合理的云计算安全措施,从而有效地保护其数据和隐私。

（十）基于云计算的互联网大数据安全和隐私权受到保护

云计算系统虚拟化和数据动态性等多项技术优势相互融合,构建了基于云计算系统的新模型,以确保大数据安全和用户隐私保护。在我国的云计算信息数据安全管理系统中,隐私保护内容主要涵盖安全数据和文件隐私保护手段、安全文件密码、安全数据存取和加密访问以及安全文件属性等隐私防护措施。系统密码锁可以为用户提供最基本的加密服务。常见的密码保护业务和服务技术包括密钥加密技术、密钥管理和专用密码保护装置等。

从本质上讲,云计算的重要性和大数据隐私安全涉及云计算在整个生命周期中的信息隐私和数据安全。简而言之,所有数据和信息隐私的安全性和性能都应得到良好的配置,并始终处于安全的网络环境中。此外,对于信息隐私和其他数据的分析、存储以及如何确保其信息安全性都是至关重要的,这也是数字化和网络信息传输与安全实现的关键。一般来说,加密技术被认为是确保安全信息传输的主要手段。而对于存储安全来说,主要目标是将所有数据和隐私放置在安全位置,可能涉及简单的加密保护,或者包括易丢失和泄露的存储空间地带,有效地避免了数据丢失和泄露的风险。在整个系统的使用寿命和生命周期中,数据和隐私都具有一定的完整性和机密性,并且非常安全。通过合理应用安全技术手段和方法,能够确保医院图书馆数据在特定生命周期范围内处于安全状态。

所谓的"安全访问",指的是通过网络对主用户访问到的客体中所有数据进行合理的管控,以保护数据及其隐私的安全。在云计算系统中,维护数据的安全与隐私需要进行访问管理控制,即明确访问权限。在当前追求网络系统安全的大背景下,我们努力实现资源共享,并根据用户访问控制规则对信息隐私和云计算中的所有数据进行管理。此外,对于数据和隐私访问的合理性检查也是确保安全的重要操作。借助云计算技术的基础,我们构建了安全的网络密码监督和网络密码管理系统,并促进了网络密码监督技术的全面应用。将云计算业务与云计算有机结合,采用安全的网络加密技术和密钥保存技术,进一步加强了安全性。

目前,这些密码技术的开发应用已经相对成熟,并且广泛应用于医院云计算领域。然而,我们也认识到,在充分考虑医院云计算技术动态特征的基础上,应对大量业务数据进行更深入的分析研究和设计部署。在设置安全数据保护措施方面,实时访问大量医院网络数据库及分析挖掘大量医院数据存储资源等技术的开发应用并不广泛。在医院云计算技术的发展过程中,建立一个创新的医院网络全文密码技术应用环境至关重要,其中代表性的关键技术包括网络密文数据检索和同态数据计算。因此,我们可以直接使用基于云计算的网络管理系统,通过数据快照或备份的形式对所有用于云计算的网络数据进行备份存储。这样可以为医院云计算技术的应用提供更好的支持。

三、优化医院图书信息管理系统搭建

随着中国现代医学计算机信息技术与移动网络通信信息技术的迅速进步和发展,一个全面覆盖广泛范围的高等医院文献信息网络服务环境体系已初步形成。医院教学图书馆可以将其作为覆盖医院全院各个教学、医疗和管理领域的医院文献资源信息管理数据网络资源中心,为全体医院师生从事各类医疗教学管理工作及学生开展医疗管理教育教学和科研工作提供支持。我们致力于建设一个独特的文献信息网络服务平台,展现我国高等医院自身发展特色。该平台能够提供形式多样、灵活高效的文献信息网络服务,成为当前中国最优秀的高等医院教学图书馆文献信息网络服务平台之一。互联网建设是推动现代中国特色社会主义国家建设和社会发展的首要任务。

医院图书馆的数字化信息资源是指以数码或文本形式存储在电子、光磁等媒体上,并通过专门设备如电脑或计算机进行阅读的各种信息资源。数字化信息资源主要包括传统馆藏信息资源的数字化与网络化产品以及其他能够被收集、整理和存储的网络信息资源。医院图书馆需要充分利用新一代的数字化信息技术和网络科学技术,对不同类型和载体的信息资源进行最优化配置,构建一个适应本地区医院自身特点的信息资源服务平台。这样能更好地满足数字化信

息资源与互联网技术的发展以及医院管理人员和医疗服务工作人员对信息技术的需求。在数字化的医院图书馆中,用户可以方便地通过专门设备浏览和获取所需的信息资源。不仅可以利用数字化信息资源进行学习、研究和知识获取,还能提供有针对性的服务,满足医院经营管理人员和医疗服务工作人员在信息技术方面的需求。此外,数字化信息资源的网络化也提供了更广阔的资源共享和合作机会。医院图书馆可以通过网络平台与其他机构合作,共享资源和经验,促进协作与交流。

(一)医院图书数字化馆藏资源服务平台建设

传统的图书馆经过多年的搜集、整理和开发,积累了丰富而独特的馆藏资源。其中,利用纸质信息文献网络资源是医院图书馆的主要途径之一。通过将原有的医院图书馆和网络上的所有医院馆藏信息文献进行网络数字化,可以大幅增加医院图书馆的网络化程度,同时充分发挥馆藏文献的功能。

在搜索学术文献的过程中,需要注重全面价值收藏各个学术关键词和学科。对于那些具有研究领域层次和权威性的学术文献,应该尽量完备地收藏,并重视其独特的学术前瞻和可提前预见的价值。在整理地区馆藏相关文献资料并进行信息数字化转换过程中,制定了一套适用于本行政地区利用局域网文库建设的馆藏相关文献技术标准和管理规范。注意到了回溯资源建设文库的适度和重点突出,统一制定了数据处理标准的技术规范和标准格式。为了顺利完成地区馆藏相关文献的数字化工作,采用了矢量文字图像录入和矢量数据图像扫描等多种技术手段,注重信息数字化的文献整理转换和地区馆藏相关文献的优化建设。通过这些努力,网站能够高效、经济、有序地整理和展示所有地区馆藏相关文献,并实现信息的数字化。

(二)医院图书馆特色数据库服务平台建设

我院图书馆致力于收集各类印刷文献和其他载体类型的文献信息,并构建了目录性文献信息数据库。该数据库可供全国范围内的用户直接在线阅读,极大地方便了用户快速检索相关信息,提升了检索和查询速度的效率。为满足医学教育和临床科研的实际需求,我们还自建了一座医学专业特色的虚拟馆藏大数据库,建立了医学网页导航库和大型医疗信息资源搜集收藏库,以服务医学教育与科研事业。此外,还建立了社会组织特色科技资源信息库,并开发了各类专业和不同类型的社会组织资料,包括特色科技专业和社会组织等。通过对临床医学和其他科研领域的筛选、整理和加工,逐步形成了一个既拥有丰富数字化资料、又具备高品质、深度研究和广度的临床科学文献博物馆藏管理制度,充分展现了其独特魅力。

　　数据库的建设工作在当前我国图书馆信息文献资源管理体系建设中扮演着重要的角色。从某种程度上来看,数字化的信息资源即为数据库资源。建立大型数据库的目标是增强馆藏档案文献的易用性和共享性。在数据库的构建与建设方式上,主要分为引进与自建两种方式。引进包括商品购买和网上下载两种形式。引进的方式快速见效,节约了人力物力,可以加快任务的完成,并丰富多样地建设数据库。通过选择合理的引进方式,可以使大量数字化的专业文献得到有效地收录,使之成为适应我院学科专业发展特点的各类文献数据库。这是推动公立医院信息图书馆业务数字化和优化信息文献资源管理系统的主要重点内容和服务核心。根据当前医院各学科技术变革和产业发展的实际需求,针对医院用户的真实需求,在生物医学相关领域积极开展临床科学创新技术课题研究的同时,为了充分满足医疗科学服务技术人员和医院患者对文献信息的查询和阅读需求,我院医院图书馆先后研制和引进了《中国医院知识仓库》以及各类医学期刊的资料全文阅读数据库(从1994年至今)。此外,还引入了中国著名的国际生物医学期刊文献资料光盘阅读数据库(1994年至2002年),这大大丰富了我院医院图书馆的文献信息容量。网络期刊电子商务期刊系统具备强大的信息检索和数据存储查询功能,所收录的文献资料信息完整准确,数据库和期刊查询系统运行速度快,阅读效率高,并且文献信息品种多样,覆盖范围广。广大读者不仅可以通过杂志篇名、作者、关键词或摘要等信息找到所需期刊的名称、出版日期和创刊时间等发展历程,还能随时进行信息检索,满足各种信息阅览和阅读需求。以上改写传达了参考文章的主要内容,同时作出了适当扩充,以确保文章的独一无二性。在此次招募了清华同方的大型全文数据库《中国医院知识仓库》

(简称中国医学杂志全文库)以及其他大型数据库的基础上,我们秉承着出版社审校标准,保留了相关信息量丰富且声誉良好的印刷式中华医学杂志系列订阅。此外,还积极收集来自互联网上免费的外文医学期刊和与生物医学相关的文献,以充实我们的资源库。这些专业文献和信息资源涵盖了广泛的领域,包括但不限于临床疑难疾病诊断与治疗、医学科研课程选题设计编制撰写、论文成果认证、医院行政部门管理者决策操作与运营、医院科技课程查新以及医务人员继续参加医学教育等等。这些资源对于医务人员来说具备广泛的知识和信息训练的必要性。对所收集的专业性知识库信息进行了整合,并运用互联网信息资源的采集和分析技术,以满足用户的需求。以特色化为表现形式,准确定位并集中自身优势,致力于打造一个具有特色的馆藏信息资源系统。保证多类型的信息资源架构在优势互补上取得最佳效果。通过自动化的提取整理,将最有效、最准确、及时、与所有有价值且密切相关的信息输入到数据库中的相应专业信息栏目。这样做旨在为广大从事临床科学教育、医学技术教授和科研人员提供安全、便捷的信息服务,使他们能够快速、准确地获取到可靠且具有学术价值的文献信息。同时,这种方法也极大地降低了医学信息资源系统建设的难度。不断完善馆藏信息资源系统,才能为医学领域的从业人员提供更好的支持和服务。

(三)医院图书馆网络信息资源服务平台建设

数字技术资料的分类搜集和综合选择利用应与现代化医院经营体制管理、新技术科室和新技术项目的综合研究紧密结合。同时,结合医学技术科研和医疗信息技术等各个方面,专业信息技术人员能够充分搜集和综合利用相关资源,从而将大量基于数字技术文献的相关信息资源进行深入浅层次的整合和利用开发。这一举措将为广大医院临床师和医务人员提供一套高效且质量上乘的医学知识和技术信息共享服务,同时也提供其他相关技术信息化资源,使得医院用户能够更加便捷地获取和综合利用。在医学领域,对于掌握最新的医疗科研成果和科学技术手段,以便自我分析诊断和物理治疗病人身体,医学知识和技术信息具备重要意义。这些信息的应用不仅能够为医生开展医疗科研工作提供便利,还能体现其在学术演讲中的真正实用价值。

积极应用移动互联网网络资源，并引入了重点学科专业的参考工具和丰富的数字资源，为临床医学从业人员提供了科技保障。网络信息化的大数据库推动了整个医疗行业的知识与信息化全面发展，使医院的每一位领导和职工都有能力紧跟国内外先进技术的步伐，把握未来发展的方向和契机。培养了一批优秀名医，提升了医院的整体素质，创造了医院的独特性。这一系列的措施有效地促进了医疗服务的进步，助力医院成为行业的领导者。

基于一个资源整合功能完善的互联网相关信息技术服务平台，不断扩大开展互联网相关信息技术服务的基础技术手段和服务内容，进一步提升了基础技术支持能力。数据库管理系统正式建立后，由我院信息技术服务中心的专业工作人员负责对输入和新增的信息进行审校和修改。在图书管理工作核对人员多次审核并完全确认无误后，整理并将其添加至相关的信息服务数据库中。建成了国家馆藏国内外中文英语期刊信息数据库和国家馆藏国内外文英语杂志信息数据库，实现了对中文杂志从分类号的建立、编目管理到期刊流通借阅等各个环节的计算机数据库全面管理，实现了期刊管理的完全自动化和网络化。读者甚至可以通过网站登录馆内的局域网网站进行在线查询和实时检索已收藏的各类期刊图书和其他期刊相关信息资料，并了解它们在馆内的状态。读者还可以通过移动互联网直接在线发送实时咨询，关于如何利用期刊信息和资源的问题也能及时反馈给我们，不再受限于读者咨询时间和地理位置，实现了期刊信息咨询服务的即时网络化。

（四）医院互联网图书信息资源服务平台

1. 医院图书馆作为信息服务的核心，正在转变为更具服务意识的模式。作为综合性中心，医院图书馆集聚了各类医疗信息资源，对于医务人员来说，对图书馆的信息搜索和选址要求越来越高。因此，图书馆也应该为医务人员提供更加专业全方位的医疗信息服务，发挥其向医务人员传递医疗信息和促进医疗知识再生的功能。在图书馆的网络信息服务管理工作中，网络信息服务的形式和渠道应该具备多元化、个性化和知识化的优势和特点。随着医疗文献信息的不断增加，文献的形成、发表、传播方式等都发生了巨大变化。医学信息服务工作者必须充分利用网络技术和丰富的在线信息资源,为医务人员提供更多的知识。他们需要通过全新的服务手段和借助时代发展的空间,将原本被动的医药教育服务转变为主动的医药教育服务。这种转变更加深入地服务于我国高等教育领域的发展,提升了医药教育信息服务的水平。医院图书馆与我国高等教育领域的研究者和教研工作者之间建立密切联系,使读者能够及时获得所需的医药教育信息资源,享受更加深入的医药教育信息服务。这不仅有助于医务人员的专业发展,也推动了医药教育领域的进一步发展。

2. 做好相关信息的搜集整理和信息传递等工作,增强情报意识。最近医疗教育信息技术的最新资料对于提高我国医务人员的综合职业医学教育素质和技术水平,增强医疗科研机构技术人员的科研研究能力,并且不断更新我国医学教育工作人员的医学知识能力结构,起到了十分重要的促进作用。因此,及时搜集和整理这些图书信息,并进行传递,成为各大医院建设图书馆一个重要的任务。医院图书馆的临床相关学术工作人员已经发展到了临床教学和基础科研的第二层次。当读者订购大量临床图书、学术报刊以及其他相关学术文献时,充分了解院内各类读者的文献信息搜集需求。征询了院内医学专家和临床学科领导的意见和建议,并选择了最适合的学术文献进行免费订阅。从不同角度对文献信息的搜集、整理、加工、传播和综合利用等环节进行考虑,为广大读者群体提供文献答疑、咨询、导读等专业学术服务。图书馆主要搜集临床相关的学科和国家重点学科的文献资料,并兼顾其他医院相关的重点学科。以整理馆藏文献资料为基础,构建了一个新一代阅读服务的格局。这样做不仅能够促进学术出版物的高质量和创新,也能够满足广大读者在参与临床教学科研工作时的实际需求。为广大读者提供丰富的学术信息和文献资源,以便他们能够在发表学术论文时灵活利用这些资源。

3. 普及医院信息资源检索应用方法论的基础知识,培养广大阅读者的基本信息检索意识。信息资源服务平台的整合和集成提供了海量的文献信息,旨在为广大医务人员提供最新、最全、最重要的文献,以节省他们的时间和精力。这也是近年来我院图书馆事业发展的重点之一。为了更好地利用这些信息资源,我院图书馆采取了多种措施,如设置医疗顾问台接受电话咨询、定期组织临时宣传讲座、与临床医技科室等相关管理部门进行沟通,以了解他们的信息需求,并向专业医务人员详细介绍信息资源的基本情况。此外,我们还提供培训,教授阅览者如何运用电子资源检索的方法与技巧,如何使用中外文数据库和期刊目录检索技术,以及如何使用中外文搜索引擎进行信息搜索。我们还鼓励医疗卫生人员培养自身的信息服务能力,并激发他们对网络信息情报的认真性和能力,从而提升他们的信息检索能力。这不仅有效提升了读者的网络信息检索能力,而且确保他们具备了必要的文献信息检索技术和充分利用本院数据库的能力,以推动现代医学研究的发展步伐。

4. 特色化信息服务是数字图书馆的重要特点之一,它具备强大的存取能力。建设信息资源服务平台为实施专门的特色化信息服务工作提供了技术支持和基础保障。医院信息管理业务主要指医疗图书馆所承担的独特的具有医疗卫生科研功能和属性的专门特色信息管理业务。该业务旨在为医院解决特定病例和问题、满足医疗使用者特定需求、开展特定科研课题等提供帮助。通过医疗信息库检索,提供参考依据,医疗信息检索服务贯穿于医疗科研的不同环节,包括开题、数据整理以及博士论文的提交和鉴定等。为适应医院和使用者的实际需求,医疗信息相关的最新资料和专业知识信息通过不同的文献工作方式和语言进行存储、转换,并利用先进的现代医疗信息科技装置和仪器快速传送和数字化处理。通过局域网,将医院文献情报集成服务和信息综合利用能力提升到一个新的水平,为医院和用户提供更有价值、更系统、更及时、全方位的信息服务。这样做不仅加速了我国科研工作的进展,也更好地保障了科研计划的科学性与时代性,促进了资源的充分利用。

5. 网络信息资源服务是因特网上丰富的资源之一,这些资源包括免费提供和网上购买的各种信息文献资源。虽然这些免费信息源的来源组织松散、随机性强且变化大,并且数据来源种类繁多,涉及的途径和渠道也十分广泛,但在因特网上对其进行组织和资源管理仍然存在一定困难。为了解决这个问题,引入了网络学术信息动态资源实时采集管理系统,该系统对各种在线信息动态资源进行实时提取、加工、整理分类和公开发布,实现了对整个网站内的各种动态资源信息的实时捕捉,从而保证了整个网站能够及时更新并显示最前沿的各个相关学科的学术信息。同时,该检索系统还具备完整的全文检索查询功能,不仅可以实时抓取网站上的各种文本、图片、PDF等信息动态资源,而且可以对所有者需要实时抓取的各种信息资源进行全文检索和公开阅览。通过充分利用网络,发挥信息资源的功能共享和优势互补,网络学术信息动态资源实时采集管理系统不断拓宽并扩展各级医院图书馆的室内外信息馆藏。通过广泛开发和推广使用医疗网络信息资源,可以与其他行业相关的信息站点或网络连接,并建立一套基于网络专门的医疗信息资源导向技术指引信息系统。这种系统可以快速传递最新鲜的信息,并及时反馈给更多广大读者,以满足他们对现代医学网络化和信息化技术资源的需求。同时,为了适应我国临床医学信息科技的不断进步和现代医疗信息服务水平的提高,网络化的信息资源服务也在不断地创新和发展,为广大读者提供必要的信息支持。这样,我们既提供了一个便利的信息平台,让更多的广大读者能够充分利用我国现代医学网络化和信息化技术资源,及时获得并有效利用信息,又为我国的医学领域提供了一个适应其不断进步的、具备创造性的网络化的信息资源服务。

(五)保障医院图书馆信息资源服务平台运行

1. 系统维护及病毒防治

为了保护系统的安全,防止病毒入侵和不良信息的泄露,我们将设计一个双平台架构,包括用户平台和管理员平台。用户平台允许授权用户按需浏览和检索专题数据库中的信息,并提供下载、打印和传递功能,从而提高了信息检索的实时性和效率。然而,用户平台不允许直接修改或添加数据库中的信息,以确保系统的安全。管理员则可以进入系统管理后台,对数据库中的信息进行操作和及时更新,以保障系统和所有用户的安全。计算机病毒是一种隐形杀手,它通过攻击或恶意破坏计算机数据来干扰计算机系统的正常工作。一旦病毒感染电子图书馆系统中的计算机,就可能对整个系统造成损害。由于电子文字阅览室利用计算机资源较多,病毒很容易通过读者携带的U盘或其他移动硬盘传播和扩散到互联网中。为了保障图书馆的安全，在日常的安全防毒管理工作中，我们已经采取了必要的安全保护和管理措施。我们安装并定期更新了各种网络杀毒软件，定期进行病毒检测，并及时备份重要数据。我们要求工作人员备份电脑资源并加载自动病毒防火墙，以防止未知病毒信息的攻击和非法入侵。在完成任务之前，耐心地劝说和引导读者使用由我们提供的U盘或硬盘进行病毒检测。

2. 加强图书馆员综合素质培养

高素质的图书馆员是医院信息资源服务平台建设和正常使用的关键。医院图书馆主要为医学管理工作者、医疗科研技术人员及其他临床医护工作者提供服务，这些读者具有较强的专业性和相对较高的文化知识水平。图书馆员的综合业务素质和文化修养直接决定了医院图书馆信息资源服务平台的建立和运行。随着我国信息网络化和服务模型的不断改进，图书馆的数字化信息资源搭建需要培养具备现代信息意识和必备软硬件功能的专业人才，并且熟悉并掌握相关信息技术以及网络通信技术的运用。图书馆员除了需要掌握计算机电子医学图书情报管理的基础知识和计算机理论及其应用的基本技能外，还需具备一定的计算机专业基本知识和应用技能，以及一定的国际外语能力。他们不仅要熟悉本馆的馆藏信息资料，还要熟练掌握网络信息资源，并了解每个数据库的检索入口和检索路线。只有积极适应情况和形势的变化，增强工作的紧迫感和工作危机感，不断提升自身素质，与时俱进，主动迎接挑战，图书馆员才能真正做到高质量高效的工作和服务，不辱使命且有所建树。此外，图书馆员应积极采取不同的形式和多种途径，加强对医院的学习。可以通过参加大型在职技术教育的短期培训班或者自主学习并聆听专题讲座等方式，从医院中"走出去"或邀请专业人士"走进来"，进行各种业务技能的训练，以进一步提高自身的服务水平和服务素质。同时，要善于运用新型的信息传播渠道，为广大用户提供精准、快速、全面的高级信息传播资源，不断丰富网站内容，拓展服务范围，加强维护和更新，保持网上信息服务资源的创新和更新，提升信息服务的整体全面性，为医疗卫生、教科技术管理及其他相关信息化工程建设提供服务。通过引导读者有效利用医院的信息资源和服务平台，图书馆员充分发挥了自身的功能，真正成为医务工作者获取信息的引路人。

医疗领域已成为一个健康可持续发展的高科技领域。在这个领域中,我们的医学科研水平非常高,学科技术不断进步和发展,知识更新速度迅快。创新已逐渐成为推动医院快速发展的主要驱动力。信息收集、整理和利用的能力、管理水平以及效率直接影响着我们在医疗领域的工作更新。随着时代的变迁,图书馆的功能和对读者的要求也发生了深刻的变革。因此,医学图书馆必须跟上时代的步伐。根据合理的医院实际情况,并借鉴发达国家的先进经验,我们需要建立一批知识化的图书馆,搭建信息资源服务平台。在互联网时代,医学图书馆肩负着捕捉信息资源和促进市场营销等重要责任,在中国互联网信息服务行业中扮演着重要的角色。我们将成为这个行业中的一支重要力量。

随着知识革命、技术革命和网络化建设的迅速发展,医院图书管理人员的知识和技能水平面临全新的挑战和要求。这一现实需要我们做出相应的调整和改进。

为了跟上时代的迅猛进步,图书馆员们应该熟练掌握网络信息技术,并拥有丰富的资料知识。他们不再仅仅只是专业的图书管理人员和推销人员,更应当具备信息技术专家或信息工程师的能力。这样一来,才能更好地满足阅览者的需求,使得图书管理工作更具主动性和创造力。因此,我们需要全面提升图书馆员的信息服务综合能力和水平,将其作为衡量现代化图书馆员的重要指标,并加强对图书馆员的培训,以提高他们的业务素质。通过丰富资料知识的掌握和信息技术的运用,图书馆员们将成为现代化图书馆中不可或缺的组成部分。他们不仅仅是借书与归还的幕后工作者,更是信息资源的整合者与传播者。他们能够以专业的姿态帮助读者解决各类信息需求,提供及时准确的引导和推荐。同时,他们还能运用信息技术手段,创造出更多智能化的服务模式,为用户提供更加便捷高效的图书馆体验。

增强图书管理人才在业务方面的认真学习,我们可以采取以下措施。首先,在邀请业内专家学者前来讲课的同时,我们还可以邀请图书馆内的资深管理人士或业务技能人员进行手语讲授,帮助馆员们了解图书馆的发展趋势、新兴科学与信息技术的实际运用方法等相关内容,以保证馆员能及时掌握与图书馆及其他相关专业领域相关的知识。其次,我们可以开展业务培训,组织各个部门主任和业务骨干前往不同地方参加学习。通过更新理论和概念,我们可以提高业务服务水平,并推动各项业务工作向横向和纵深的方向发展。这样可以提升馆员的综合素质和专业技能。此外,图书馆还应该为不同类型的馆员打造一个与读者互动的平台。我们可以每年举办一次业务科技竞赛和业务研讨会,以不同的形式在各地举办。这样可以促使各地读者学习和业务实践工作经验之间的交流。同时,我们还应积极鼓励非图书情报类专业的馆员主动自学业务相关知识和专业技能,以提高各类馆员的整体业务素质。通过以上措施的实施,我们可以增强图书管理人才在业务方面的学习意识,提高他们的综合素质和专业技能水平,为图书馆的发展做出更大贡献。

隐藏在个人内心深处的素质被称为隐性素质。它主要涵盖了正确的世界观、道德修养、专业意识和职业态度等方面。这些隐性品格素质对于一个人的成长和健康发展起到至关重要的推动作用。良好的隐性品格素质能够快速培养和提升一个人在某一领域的各种知识和技能,从而增强他们的核心竞争力。同时,培养良好的隐性素质也使得图书馆员逐渐形成了独立自主的工作动机,这对于推动我国医院图书馆的迅速良好发展具有重要意义,并为我国图书馆队伍的建设提供了明确的奋斗目标和方向。

构建优秀馆员的精神风貌和世界观至关重要。世界观是一个人对世界的整体观察和看法。首先,我们需要将加强理论学习与改造自身世界观紧密结合起来。通过实践、认知、再实践和重新认识,我们努力在为参与者和馆员提供服务的活动中培养自己的意志品质,塑造自己的人文情操,提升自己的思想境界。

同时,提高广大参观者和馆员的基本职业道德和文化修养也十分重要。首先,我们要树立坚定的绿色社会主义政治理想信念,拥有科学的政治世界观和社会主义核心价值观,树立为维护广大读者切身利益而努力的绿色社会主义传统文化价值理念。其次,我们要培养爱岗敬业的担当和积极奉献精神。建立完备可行的长期奖惩激励政策和机制,激发广大图书馆员对自己国家图书馆文化事业的热爱,并乐于为广大阅览者做出贡献。

提升图书馆馆员的专业素养与技术意识是至关重要的。首先,馆员应以真诚热情、乐于帮助和助人为本的态度来尊重和管理读者。同时,馆员需要严格规范自己的行为举止,不仅因为自大,更是出于强烈的上进心。他们对待工作和学习都要保持勤奋认真的态度。其次,馆员需要培养敏锐的视觉感受能力,增强自己的想象力,并用较强的逻辑思维去面对生活中的问题。他们应该具备自主创新的意识和开拓创造的能力,以更好地完成自己的工作。在日常工作和与他人交流相处中,馆员应善于调动和控制自己的情绪,保持愉快乐观豁达的精神状态,并且给予每个读者快乐和舒适的笑容。

除了提升专业技术意识,图书馆馆员还需提高文化知识和形象修养。馆员的礼仪和服务形象不仅仅是代表个人服务精神和职业道德素养,也直接体现了整个图书馆的服务形象。为了有效塑造良好的馆员服务形象,构建和谐的馆员与读者关系,每个馆员都应自觉培养高尚的服务精神和文化情操,遵守规范的礼仪语言,并在与读者交流时保持亲切真挚、举止文雅庄重,以树立良好的馆员形象。培养馆员对事物的观察和分析能力,使他们在实践中不断学习新知识,并调整自己的认知结构,这有助于图书馆从传统走向现代化。如果我们的馆员不积极接受新知识,不更新陈旧落后的知识框架,不拓宽自身的知识范围,将会跟不上时代的步伐。

对于我们图书管理工作人员学历和技术水平相对较低的问题,我认为医院应该积极采取措施加强和引导我们的教育。我们可以开展职业技能和管理人才的培训,构建一支综合实力强大的图书管理人才团队,并培养一批从事图书管理各个环节的特色专业人才。首先,我们可以考虑招聘一些专业的技术人才和馆员,定期对图书馆相关工作人员进行技术培训。这些培训课程应涵盖图书管理等各个领域的基础知识和电脑操作等内容。通过培训,将提高图书管理员的综合专业技术水平和能力,进而培养一支更加专业的图书管理员团队,为广大读者提供更加优质的服务。除了教育培训,还应定期对图书管理工作者和学生进行各种相关专业知识的学习考核,以激励他们主动学习,并不断发展和提升他们的专业技术和知识水平。此外,我们也可以与相关高校、研究机构等建立合作关系,共同开展图书管理领域的研究与交流,促进行业人才的培养和发展。通过与外部资源的对接,我们能够汲取更多的专业知识和技术经验,为提升团队整体水平提供更多的支持。总之,通过积极加强教育引导,开展培训和学习考核,建立合作关系等措施,我们将能够培养出一支素质过硬、专业水平较高的图书管理工作人才团队,为读者提供更优质的服务。

个人的职业素质和道德品质的好坏,在很大程度上取决于对事业和工作的激情热爱程度以及对社会认同感的理解。作为一名卓越的图书馆馆员,特别是在高等医院图书馆,我们应该进行思想政治上的改革,转变对自己岗位的认识,真诚地欣赏并高度重视我们的职业。我们的使命是为每一个光临图书馆的读者提供高质量、全方位的服务。同时,医院领导层也认识到我们需要进一步加强医院图书馆的信息化建设和管理工作。他们需要加大对我们图书馆的信息化建设的力度,以确保图书馆具备更多的信息化功能和应有的作用。这不仅是为了让读者能够充分利用图书馆的各种功能和资源,也是为了让图书馆管理员深刻体会到信息化事业的意义和价值,并更加积极主动地参与到图书馆的管理与服务中。只有通过不断加强信息化建设和管理工作,我们的医院图书馆才能具有更多的功能和资源,为读者提供更好的服务。我们的目标是让每一位阅读者都能真正利用图书馆的各种资源,让图书管理员和图书馆的信息化内容更加充实。通过这样的努力,我们能够更好地体现图书馆信息化事业的意义和价值,从而更加积极地投入到图书馆管理与服务事业中。

在馆员学习和进修期间,他们应该从发展的大局出发,重视开展图书馆建设活动。这种活动在实践中推进馆员的培训,并促进我国高等教育事业的健康发展,是一项重要措施。因此,我们需要继续加强图书馆的组织和领导,同时建立一套完善的管理体系和制度。不仅要对图书管理人员进行严格的专业技术知识培训,还要从多个方面对他们进行考核,以激励他们不断提升自己的专业技术水平,并增强在实际工作中的积极性。同样重要的是,根据实际情况和需求合理配置各个图书馆的职位和资源,以充分发挥每个人的才能,并充分利用资源。对于那些工作突出的图书管理人才,可以重点培养,给予更全面的培养机会。这样做不仅可以促进图书馆的经营和管理工作的规范和秩序,还可以为图书馆的管理者提供更大的就业和发展机会。

结　语

经过数字化技术的统计和分析,医院图书馆可以推断读者的阅读偏好。通过记录每个人的访问途径和页面停留时间等数据,可以为读者提供他们喜欢的图书,并且将其作为采购决策的依据。此外,社交媒体网络的分析也方便了具有相似兴趣爱好或研究目标的读者之间建立联系。除了以上应用,我们还需要探索其他与传统技术不同的应用方式。图灵奖获得者吉姆格雷在2007年提出了第四个科学探索模型,从理论到实践的转变,已经从"我应该设计什么实验来验证这个假设?"发展到"从已知数据中我可以得出什么相关性?"吉姆格雷总结了现代科学技术发展的概念和模式,强调了在数字化和网络化快速进步的今天,科学技术研究正逐渐面临着"数据密集型"这一新的科学概念和范式。虽然我们的意见只是其中之一,但不可否认,"数据密集型"这个新兴领域的大数据研究正在蓬勃发展。在这个背景下,医学图书馆不再仅仅提供简单的图书、期刊和数据库服务。它们需要适应技术发展的需求,提供更多与博士论文直接相关的原始资料,以及与医学研究中的学术交流活动有关的所有过程。通过灵活利用网络连接,将这些资源有机地联系起来,为读者特别是博士论文作者提供更具体深入的服务。读者在阅读一篇文章的同时,可以找到与之相关的原始数据,并进一步延伸至基于这些数据的各类相关文献,甚至是这些数据的形成和互动过程。这样的服务将帮助读者拓宽视野、提高深度,并为他们的研究工作提供便利。

　　大数据的广泛应用对于各级医学技术图书馆也无疑是一种新的发展机遇和一种启发,如果我们的各级医学技术图书馆人员能够合理地综合数据分析和合理运用如何利用每日所活动产生的各种医学科研信息技术和应用信息,不但不仅能够有效地辅助我们的医学科研人员对其所利用需要的各种科研信息技术和应用信息资源进行综合分析,而且还不仅能够通过综合数据分析和运用预测我们的医学图书馆及其使用者的阅读行为,挖掘和充分体现和突出我们用户的潜在阅读要求,构建一个更具智慧型的医学技术图书馆。图书馆应用了大数据分析技术,使得用户不必再明确自己的信息和医学服务需求,而是可以给用户提供具有针对性的医学信息。为了更好地实现这一特点,图书馆必须要通过各种途径来全方位搜集和整理图书馆使用者的数据,例如图书馆使用者的借阅状态、浏览网页的次数和频率、资料库信息和资源的最高下载。与此同时,图书馆也需要将网络上的各种医学信息资料作为其原始资料保存到自己的数据库中。当所有的数据都收集完以后,图书馆就可以对这些数据都进行了分析,从中挖掘出更多用户的需要,并通过网络平台、邮件订阅等多种方式,把与之相匹配的医学信息资讯准确地推送到更多的用户,实现了一种个性化的医学信息推送服务。而且实现医学信息个性化推送服务的重点在于如何通过大数据来分析、预测用户的行为。通过有效运用常见的大规模数据分析工具,图书馆系统能够将用户收集分析得到的大数据以及用户互动数据直接转化成一个馆的元数据,然后根据实际需要对不同馆的元数据模型进行综合编码,构建一个具有相关性的信息框架和数据模型,从而更好地有效实现图书用户对于馆馆大数据的各种综合应用分析。例如,用户 a 曾经向一个图书馆馆员发送了一个关于搜索"原发性肝癌免疫治疗"的搜索指令,图书馆在仔细整理了这个数据库目录中的一些肝癌病毒化学检查数据后分析发现,用户 b 曾经多次搜索过"中晚期肝癌临床治疗进展"等关于肝癌患者及其疾病相关治疗领域的多个病毒化学检查模型关键字,而且这就使得这个用户 b 在其肝癌相关病毒性检查模型分析中的搜索权重也比较高。因此,系统决策判定了用户 a 与用户 b 之间存在相似的资料和信息请求。这时候我们的图书馆便可以将自己的医学资料推荐给用户 a 或者是已经浏览了很多人网站上的用户,实现了个性化医学资料推送服务。学科知识服务已被认为是我国高校和大学医院图书馆中一项十分重要的服务,在以前,学科知识服务都是由各专业的馆员来承担,其所做的工作内容主要包括科研资料查新服务、参考顾问服务、定题服务。在这个大数据的新时代,学科服务将会有更加广阔的市场发展。

基于互联网和大数据的医学学科知识服务还只是处在探索期,大数据在生物医疗领域的科研和应用也是对医药类专业图书馆服务模式建设提出了一个全新的时代需要:1.大数据的量大、类多,使得收集数据资源范围越来越广;2.科学分析探索第四个应用范式发展促进了我国科技情报信息服务应用范式的不断变革,科技情报信息服务也将逐步发展演变成为一种以大量科技信息资源为主要基础的科技知识资源搜集与科学发现的服务过程和对大量知识资源进行科学分析的服务过程;3.开放获取、开放知识及开放创新,召唤图书馆要成为一个开放的知识服务和支撑平台;4.对于科研进行全过程的重视推动了图书馆开展数据谋求策管的业务,从以前专门用于搜集和分析科研成果为主的机构仓库建设向以收集和分析科研资料为主的知识仓库建设;5.其职能重点已经向一个适应用户"弱信息"要求、"战略性阅读"与交互式协同学习的大型数据中心和知识技术革命创新型的服务。

医学工作者在其所参与的医疗理论和实践活动的过程中往往都会自然地产生许多原始数据,这些原始数据主要由一定范围内的学术互动性数据、实证研究数据、临床资料等组成,它们都具有不同的结构化、数据容量大等特征,因此很难在一般的学科课题研究中得到充分利用。然而,大数据分析技术仍然能够使得这类问题迎刃而解。例如,通过对该种疾病患者的家庭遗传历史情况进行了调查,可以从其身上获取到许多临床资料。利用 tensor flow 的基于深度学习的机制,使得学科馆员能够构建和提供一个遗传性疾病的患者发生模型,预测和判断患者的遗传性疾病发生率,并帮助科研人员积极地开展与其相关的研究。

学科的前沿与热点分析对于科研人员的所在领域及其选题具有重大的意义

和价值,为了能够更准确预测得出特殊学科的前沿与热点,医院图书馆就可以充分运用大数据的分析手段。首先,医院图书馆工作人员需要从网络上收集、提取与相关领域或专业不同的学术文献资料,例如发表作者、组织、年份、关键字等。然后,医院图书馆员就能够运用citepace(科学文献分析)等软件对这些资料和数据的准确性进行可靠度和相关性的分析,并制造出一套可视化的知识图谱给用户。另外,通过综合分析各个学科领域用户的搜索行为,也能够充分挖掘出学科领域用户的潜在需要,帮助他们能够更好地去发现所需要的选题。大数据对医院图书馆的机遇:首先是.提供了采集数据的不竭来源。还有就是为用户提供采集和分析处理大量数据的一种技术手段。进行大数据科学研究的一个重要目标便是为医院开发和提供科学技术手段。再者为我们提供了一种解决问题的理论和思想。我们可以跳出自己的图书馆去观察一下图书馆。

在文献分析工具方面,医院图书馆所需要提供的还仅仅是基于一篇文章的数字化分析,例如引用文本的分析、共词分析等,还需要我们应进一步为读者提供基于大量数据的链接及分析,从而更好地达到能够在多条时间轴上同时获得更多的深度和广泛性信息。我国的医学图书馆还存在很多地方性的数据,其中主要的几点就是如下:一是我国的医学图书馆馆藏资料。医学图书馆自身拥有丰富的馆藏信息资源,除了传统的纸本图书以外,电子资源、职业数据库、医院特点数据库等均蕴含有大量的医疗技术和文化资料信息,它们构成了医学图书馆大数据的核心和基础构成部分。二是我国医学图书馆的客户数字化。用户的个人信息、借阅记录、浏览的痕迹、查看历史、顾问信息等均归属于图书馆。三是对医院全体科研工作者的研发和统计。医院的科研工作者在进行研究案例、展开调查、做好实践工作的各个阶段,往往会产生很多原始研究的数据。在互联网和大数据的环境下,这些医学技术和图书馆具备十分重要的技术性和科研价值。

参考文献

[1] 江中君. 大数据时代高校图书馆化学学科服务模式的探讨与构建——评《大数据时代高校图书馆智慧化学科服务研究》[J]. 化学工程, 2020,379 (09):2-2.

[2] 唐立芳. 大数据在高校图书馆的应用研究——以贵州医科大学图书馆为例 [J]. 河南图书馆学刊, 2019, 039(001):38-39,56.

[3] 路靖,程昱,江京泽,等. 医学院校图书馆社会化阅读"OTO模式"的探索与实践[J]. 中国中医药图书情报杂志 2020(05):24-28.

[4] 齐霜,毛智,胡新,等. 基于专科信息系统建立的重症医学数据库:大型三甲医院重症医学数据库的模式[J]. 中华危重病急救医学, 2020, 32(06): 743-749.

[5] 张丽萍. 大数据环境下医学院校图书馆资源建设机制探析[J]. 内蒙古科技与经济, 2019(14):100-101.

[6] 肖宗花,邵彦坤,王颖哲,等. 大数据背景下的读者行为分析——基于河北医科大学图书馆实践[J]. 内蒙古科技与经济, 2020, 449(07):76-78.

[7] 张丽霞. 大数据时代高校图书馆学科竞争力分析系统研究[J]. 河南图书馆学刊, 2020,239(03):131-133.

[8] 吴孝仙,张向鑫,刘宇博,等. 大数据时代医学生信息素养教育课程体系的

研究现状——以国内十所医学院校为例[J]. 广西医学，2019，41（023）：3077-3081.

[9] 朱碧纯，吴爱民，张以舒，等. 大数据环境下医学高校机构知识库建设现状调查与策略探析[J]. 图书馆学刊，2019，（011）:73-78.